歯科衛生士教育シリーズ

卒業研究
HAND BOOK

監著：眞木吉信

著：薄井由枝／品田佳世子／白鳥たかみ／杉原直樹／田村清美／松田裕子

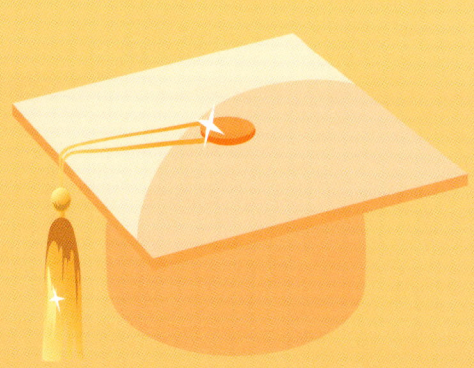

クインテッセンス出版株式会社　2011

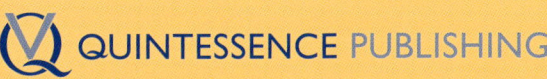

Berlin | Chicago | Tokyo
Barcelona | London | Milan | Mexico City | Paris | Prague | Seoul | Warsaw
Beijing | Istanbul | Sao Paulo | Zagreb

刊行にあたって
― 研究は医療従事者のアイデンティティである ―

　少子高齢化にともなう疾病構造の変化と医療保健福祉制度の改革など、社会の変化の大きい時代に、いま、口腔保健に携わる者として何をなすべきか。あるいは口腔保健を推進するためにどのようなことが望まれるか。これからの有効な口腔保健対策として考えられるものは何か。このようなことを念頭におき、身近なテーマにとりかかってみることは、歯科衛生士を目指す学生にとって、実践的な実習手段として必須のことになりつつある。

　個別または小グループを対象とした卒業研究・卒業論文の指導は、教室での講義や実習室における既存の教材や備品を用いた実習とは異なり、実験研究、野外調査、さらには文献調査までの幅広い視野に立ったものをみずから考案することにより、自分のなすべき問題を発見する能力と、その問題を何らかの手段で解決する能力を養うことに主眼をおいたものである。たとえ、きわめて小規模な経験であっても、問題発見・問題解決学習として、既成の講義や実習では得られないユニークな経験をみずから学ぶことに意義があるといえる。

　また、本書は4年制大学、短期大学および歯科衛生士専門学校の教員にとっても、研究していなければ教えることはできないし、研究がなければ歯科衛生学および歯科衛生士の将来の発展は望めないという深刻な意識をもっていただくには好都合なハンドブックだと考えている。

　「研究は医療従事者のアイデンティティ」であり、学生の時期にこれを学習することの意義は大きいと思う。

東京歯科大学名誉教授
眞木吉信

卒業研究 HAND BOOK

CONTENTS

UNIT 1　歯科衛生学の卒業研究とは何か

1. 研究とは何か—問題発見と問題解決の糸口 …… 10
2. 卒業研究の目的 …… 11
3. 卒業研究の手順 …… 12
   1）研究の手順 …… 12
   2）歯科衛生学教育における一般的スケジュール …… 12
4. どのような研究方法が使われるか …… 14
   1）バラエティに富む研究方法 …… 14
   2）目的に沿った方法を見きわめる …… 14
5. レポートと研究の違いは …… 16
6. 個人研究とグループ研究 …… 17

UNIT2　問題発見　日常の疑問を研究テーマとする

1. 研究テーマの選択 …… 20
   1）テーマを絞り込む …… 20
   2）具体的なテーマの例 …… 21
2. テーマ選択の指針 …… 22
   1）問題の発見をもう一度 …… 22
3. 仮説の設定 …… 23
   1）なぜ仮説を設定するのか …… 23
   2）仮説を文章化するときに記載すべき項目 …… 24
   3）研究を始める前に仮説を設定する …… 24

UNIT3　研究の準備

1. 研究に役立つ文献の検索 …… 26
   1）文献を検索することの意義 …… 26
   2）文献検索の方法 …… 26
2. 収集した文献の読みこなし方 …… 36
   1）タイトルとキーワードで仕分けを行う …… 36
   2）Abstract（抄録）で概要をチェックする …… 36
   3）自分の研究テーマを扱っている文献を詳細にチェックする …… 36
   4）その他の文献をチェックする …… 36
   5）参考書やホームページからの資料をチェックする …… 36
3. 文献の整理 …… 37
   1）Indexをつけて仕分けを行う …… 37
   2）整理ファイルを作成する …… 37
   3）パソコンを使用して整理する …… 37

卒業研究 HAND BOOK

CONTENTS

UNIT4　問題解決の手順（さあ、計画を立てよう！）

1. 研究計画：研究をデザインする……………………………………………… 40
   1) 仮説をどのように証明するか考えよう ……………………………… 40
   2) 対象・方法・評価法を考えよう（予備調査・予備試験は大切）……… 40
   3) 結果の集計・分析方法はUNIT6、7で！ …………………………… 45
   4) 仮説は証明されたか、証明されなかったか、なぜかを考察しよう！ … 45
   5) 追加実験が必要な場合もある ………………………………………… 46
2. タイムスケジュールの作成 ………………………………………………… 47
   1) 提出期限を考え逆算する ……………………………………………… 47
   2) 最初の研究は不完全であたりまえ、結果ではなくプロセスを学ぼう！ … 47

UNIT5　倫理的配慮と個人情報の保護を考える

1. 倫理（ethics）……………………………………………………………… 50
   1) 歯科衛生士の倫理 ……………………………………………………… 50
   2) 研究倫理の原則 ………………………………………………………… 51
   3) 倫理的配慮の検討と倫理審査委員会 ………………………………… 54
2. インフォームドコンセントについて ……………………………………… 56
3. 個人情報の保護について …………………………………………………… 57

UNIT6　データの収集

1. データの収集方法 …………………………………………………………… 64
   1) 調査研究におけるデータの収集 ……………………………………… 64
   2) 実験によるデータ収集 ………………………………………………… 67
   3) 文献研究における文献検索によるデータ収集 ……………………… 67
   4) 症例研究によるデータ収集 …………………………………………… 67
2. アンケート調査（質問紙調査）…………………………………………… 68
   1) アンケート調査の進め方（プロセス）……………………………… 68
   2) アンケート調査の回答方法の選択 …………………………………… 70
   3) アンケート作成時のポイント ………………………………………… 70
3. サンプル数 …………………………………………………………………… 72
4. データの種類 ………………………………………………………………… 73
   1) 質的データ ……………………………………………………………… 73
   2) 量的データ ……………………………………………………………… 73
5. データの集計 ………………………………………………………………… 74
   1) データの点検・整理 …………………………………………………… 74
   2) 入力フォーマットの作成 ……………………………………………… 74
   3) 入力の方法 ……………………………………………………………… 74

卒業研究 HAND BOOK

CONTENTS

🎓 UNIT7　収集したデータから解決策を見つける手段

1. データ解析の基礎知識 ･･･ 80
    1) 母集団と標本の考え方 ････････････････････････････････････ 80
    2) 統計計算ができること ････････････････････････････････････ 80
2. 統計学の役割 ･･ 82
    1) 結果の要約 ･･･ 82
    2) 結果を判断する材料 ･･････････････････････････････････････ 82
    3) 結果の一般化と標準化 ････････････････････････････････････ 82
    4) 効率的な実験の構成 ･･････････････････････････････････････ 82
3. データの解析 ･･ 83
    1) データの特徴をみる ･･････････････････････････････････････ 83
    2) 代表値 ･･･ 84
    3) 散布度（ばらつき） ･･･････････････････････････････････････ 85
    4) 相関と回帰分析 ･･ 87
4. 統計学的分析 ･･ 90
    1) 推定 ･･･ 90
    2) 検定 ･･･ 91
    3) ノンパラメトリック検定 ････････････････････････････････････ 93
5. 論文への統計の記載方法 ･････････････････････････････････････ 94

🎓 UNIT8　データから図表をつくる

1. 表について ･･･ 96
    1) Word®を使って表を作成してみよう ･････････････････････････ 97
    2) Excel®を使って表を作成してみよう ･････････････････････････ 97
2. グラフについて ･･ 98
    1) グラフ作成の流れのポイント ･･････････････････････････････ 98
3. Excel®でつくるグラフの種類 ･･････････････････････････････････ 99
    1) 項目間での値（量）の比較をしたい場合 ･････････････････････ 99
    2) 時間的な変化を表現したい場合 ････････････････････････････ 100
    3) 全体に対する各部分の割合を示したい場合 ･･････････････････ 101
    4) 項目間のバランスを表したい場合 ･･････････････････････････ 103
    5) 項目間の値の関連性を表したい場合 ････････････････････････ 104
    6) まったく違うデータを同じグラフのなかに表記したい場合 ･･･････ 108
4. 図表作成のポイント ･･･ 111
    1) その図・表のどの部分に注目し、どこがポイントであるか、わかりやすい図・表の形態を選ぶこと 111
    2) 正確な数値を示すこと ････････････････････････････････････ 111
    3) 文章と平行して用いること（文を簡潔にすることができる） ･･････ 111
    4) 図・写真・表に番号づけをする ･････････････････････････････ 111
    5) 必要に応じて統計学的な説明を入れる ･･････････････････････ 111

卒業研究 HAND BOOK

CONTENTS

UNIT9　論文にまとめる

1. 論文とは …………………………………………………………… 114
2. なぜ、研究を論文にまとめるのか？ …………………………… 115
   1) 論理的な思考を身につける ………………………………… 115
   2) 研究への批判と質の向上 …………………………………… 115
   3) 社会的責任 …………………………………………………… 115
3. 論文の書き方 ……………………………………………………… 116
   1) 論文の形式を理解する ……………………………………… 116
   2) 論文の内容を考える ………………………………………… 116
   3) 論文の文体 …………………………………………………… 117
4. 参考文献の意味と書き方 ………………………………………… 122
   1) なぜ文献が必要か？ ………………………………………… 122
   2) 先行研究と文献引用の意義 ………………………………… 122
   3) 文献の示し方の注意 ………………………………………… 123
5. 論文の体裁 ………………………………………………………… 124
   1) 原稿の様式 …………………………………………………… 124
   2) 原稿の記述 …………………………………………………… 124
6. 参考文献の整理 …………………………………………………… 125
   1) 原稿の様式 …………………………………………………… 125

UNIT10　みんなの前で発表してみる

1. 卒業研究発表 ……………………………………………………… 128
   1) 発表までの心得 ……………………………………………… 129
   2) 発表の手順 …………………………………………………… 129
   3) 卒業研究発表の後 …………………………………………… 134
2. プレゼンテーション資料の準備 ………………………………… 134
   1) スライド（PowerPoint®＝ Microsoft：Presentation Graphics Program）… 135
   2) 展示ポスター ………………………………………………… 138
   3) パネル写真やフリップ ……………………………………… 140
   4) OHP（Over Head Projector） ……………………………… 140
   5) OHC（Over Head Camera） ……………………………… 141
   6) 動画（VTR）・DVD（Digital Versatile Disc） …………… 141

付録　学会での研究発表

1) 発表手続きまでの準備 ……………………………………… 144
2) 発表の手続き ………………………………………………… 145
3) 研究発表について …………………………………………… 146

索引 ……………………………………………………………………… 150

 著者一覧

【監著】

眞木　吉信　　東京歯科大学名誉教授

【著者】

薄井　由枝　　九州看護福祉大学看護福祉学部口腔保健学科
品田佳世子　　東京医科歯科大学大学院口腔疾患予防学分野
白鳥たかみ　　元 東京歯科大学短期大学歯科衛生学科
杉原　直樹　　東京歯科大学衛生学講座
田村　清美　　名古屋医健スポーツ専門学校歯科衛生科
松田　裕子　　鶴見大学名誉教授

（五十音順）

UNIT 1

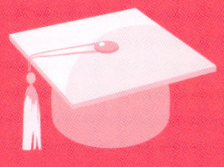

歯科衛生学の卒業研究とは何か

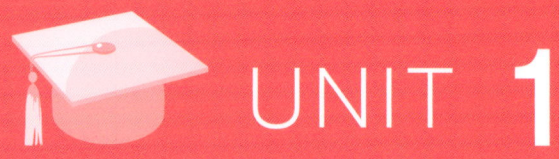

UNIT 1

歯科衛生学の卒業研究とは何か

1. 研究とは何か ── 問題発見と問題解決の糸口

　卒業研究は、3～4年間勉強してきた歯科衛生学の成果を集大成し、形に残すものである。歯科衛生学の卒業研究は、講義や演習で学んだことをもとに自分自身で研究テーマを設定し、研究を進めることを建前としている。したがって、歯科衛生学の課程を修了した証とは、単に一定の知識を身につけていることではなく、自分自身で問題を発見して研究したテーマをもっていることである。これが卒業研究であり、それは形式的な卒業証書に実質的な内容を与える、真の意味での卒業証明書といえるだろう。

　「研究」とは、いわゆる研究者のみが行うことではない。実社会においては、人や組織が活動していくうえでさまざまな問題が生じてくる。そうした問題をまず定式化し（＝何が問題なのか）、先行事例やデータなどの情報を収集し、推論や実験などによって解決の道筋をつけることは、どんな職業・職種に従事する人たちにとっても必須の作業であり、これこそが「研究」という活動にほかならないのである。つまり「研究」とは、問題を見つけ（問題発見）、客観的事実に基づいて、論理的推論を通じて、解決策を見つける（問題解決）、という人間のある種の高度な知的活動を意味している。こうした知的活動を行うためには、もちろん自然や人間や社会に関する基礎的な知識の蓄積が必要であり、それは基本的に高等学校までの中等教育で達成されているはずである。大学、短期大学さらには専門学校の目的は、そうした知識を実際に活用して真の「研究」を行うための各種のノウハウを伝達し、実際に「卒業研究」などの形で体験（実習）させることにより、社会に出てから自分の能力を最大限発揮し、疾病をもつ患者や地域の生活者の役に立てる人材を育てることにある。

2. 卒業研究の目的

　卒業研究は、教室での講義や実習室における既存の教材や備品を用いた実習とは異なり、実験研究、野外調査、さらには文献調査までの幅広い視野に立ったものをみずから考案することにより、自分のなすべき問題を発見する能力と、その問題を何らかの手段で解決する能力を養うことに主眼をおいたものである。たとえ、きわめて小規模な経験であっても、問題発見・問題解決学習として、既成の講義や実習では得られないユニークな経験をみずから学ぶことに意義がある。このような卒業研究の経験が将来歯科衛生業務を実施する過程で生ずる「なぜ？」という疑問に対して、みずから行動して対応できる方法を身につけられるようになることを目的としている。歯科衛生学の卒業研究の目的として、研究を通じて学ぶ喜びを得ることが挙げられる。専門職としての義務感だけで研究を遂行するとしたら、最初は苦しいものがあるかもしれない。しかし、研究を進めていくうちに、自分自身の知識が整理され、視野の広がりは自信にもつながる。疑問を解くための指針が得られたときの喜びは、何よりも大きいものである。さらに、自分が実践してきた歯科保健・医療の正当性を論述する方法も、身につけられるようになる。歯科衛生学の卒業研究はみずからの成長を図る手段でもある。日常の問題点を見つけ自分で問題を解決する能力を養う研究は、歯科衛生士のみならず医療職にとってのアイデンティティである。

(1) 卒業研究の趣旨

　問題発見・問題解決学習として、既成の講義や実習では得られないユニークな経験をみずから学ぶことに意義があるといえる。

(2) 卒業研究の目的

①口腔保健の範囲のなかから、自分自身で興味のある問題、または必要と思われる分野を見いだし、調査研究のテーマを設定する。

②テーマに応じた調査研究の計画を、いろいろな条件をディスカッションしながら段階を追って立てる方法論を身につける。

③実施した調査研究の報告書の作成と成果の発表の仕方を学ぶ。

(3) 卒業研究の一般目標（GIO）

　歯科保健の現状を分析し、みずから問題点を発見し、その解決能力を身につける課程において、医療職のアイデンティティとしての研究を学習する。

(4) 卒業研究の行動目標（SBOS）

①研究論文と資料の収集をする

②研究テーマを決定し仮説を設定する

③研究計画の立案と研究方法の選択をする

④研究データの集計と分析を行う

⑤研究成果をまとめ論文を作成する

⑥研究論文を発表する

UNIT 1　歯科衛生学の卒業研究とは何か

3. 卒業研究の手順

1）研究の手順

　研究の手順とは、研究テーマの設定から始まり、研究の立案、実施、収集資料やデータの整理、結果の検討、そして最後には研究成果の発表まで、ステップを順に進めていくことである。卒業論文を作成するための具体的な手順は、表1に示したとおりである。なお、研究テーマや手法によっては細部がやや異なることもあるので、なるべく早い段階で教員に相談するとよい。

2）歯科衛生学教育における一般的スケジュール

★1年生後期

　卒業研究のオリエンテーション

★2、3年生

　前期：①テーマの選定、②先行研究（論文・著書など）の収集・整理

　後期：③データの収集・整理、モデル構築、調査・実験・シミュレーション

　7月下旬：卒業研究指導教員届

　12月下旬：卒業研究研究計画の作成

★3、4年生

　前期：③データの収集・整理、モデル構築、調査・実験・シミュレーション

　夏休み：③データの収集・整理、モデル構築、調査・実験・シミュレーション
　　　　　④本文の下書き（ドラフト）の執筆

　9月：⑤ドラフトの推敲、⑥図表・文献一覧などの整理

　10月：⑦体裁などの最終調整、印刷、製本

　11月上旬：卒業論文提出

　11月下旬：卒業研究発表会

3. 卒業研究の手順

表1　卒業研究・卒業論文の手順

研究テーマの設定	問題発見・問題解決学習のすすめ	
研究目的と仮説の設定		
研究資料の収集	書籍・文献・website	学術書籍・学術雑誌・商業雑誌
調査方法の選択	社会調査（アンケート、インタビュー、インターネット、電話、郵送など） 臨床調査	
実験方法の選択	参考書・文献	
データ（調査・実験）の集計 データ（調査・実験）の分析	衛生統計・疫学の理解	検定方法、代表値
図表の作成法	内容に促した図表の選択	ヒストグラム・円グラフ 棒グラフ・折れ線グラフ
研究論文の作成方法	目的、対象・材料・方法、結果、考察、結論、参考文献	
研究発表の方法	資料作成・使用機材・発表時間	OHP・スライド・PC液晶プロジェクター
研究論文の編集		
評価		

MEMO

4. どのような研究方法が使われるのか

1) バラエティに富む研究方法

　研究方法については、諸科学の方法が用いられており、非常にバラエティに富んでいる（表2）。従来は医学研究と同様に、少数の対象を分析記述する事例（症例）研究や、観察した内容から結論を導く調査研究などが主流であった。しかし、疫学や公衆衛生学などの社会医学の手法が導入されるようになり、調査研究における研究方法の組み立てには、調査対象数の吟味や、テーマとする事象の因果関係に対する仮説、および統計学的検討、などの諸要素が考慮されるようになり、より精度の高い研究を追求するようになった。基礎医学にならった実験研究もさかんになりつつある。つまり解剖学、生理学、組織学、生化学、細菌学および薬理学の見地からの評価も行われている。

　医学や歯科医学以外の専門分野における研究方法が取り入れられるようになったことも、最近の傾向である。実験研究の場合は、人間工学的な方法にも関心が高まっている。また、調査研究の場合は、社会学や人類学などの社会科学系、心理学や哲学、芸術、文学などの人文科学系の方法論も新たに用いられるようになった。つまり、質問紙を用いて集団を対象とする方法（量的研究）以外に、参加観察法といった面接に質問紙を組み込んで行う手法（質的研究）も行われるようになってきている。

　量的研究は、仮説をもとに数量化しうるデータを統計学的に分析して、客観的な結論を導き出すことができる。一方、質的研究は概念や理論の開発といったテーマを扱うのに適しており、データは言葉や文字のような、数値化が困難なものを含むという特徴がある。分析はデータ収集と同時進行で行うこともあるため、結論がやや主観的になる可能性がある。質的研究が占める割合は徐々に高まりつつある。このほかには、医学史や歯科医学史の見地から文献や記録をデータとして扱う文献研究や歴史的研究、および、経営学や哲学、倫理学の手法で事象を記述分析する論述（理論）的研究などもある。

2) 目的に沿った方法を見きわめる

　このようにさまざまな研究方法があるため、自分の研究目的に沿った方法を選択する必要がある。①取り組んでみようと考えたテーマを研究する目的や、②どのような角度から検討したいのか、③得られる結果の「確からしさ」をどの程度まで明らかにしたいのか、などを念頭において最適な方法を検討するとよい。

4. どのような研究方法が使われるのか

表2 看護研究で用いられている研究方法

研究方法の通称	文献研究	事例（症例）研究	論述（理論）的研究	調査研究	実験研究
包含されるタイプ	歴史的研究、総説など	症例報告、実践報告、（一部の）実態調査	方法論研究、グラウンデッド・セオリー研究、現象学研究、解釈学研究、倫理研究、記述民族学的研究、現地研究、美学研究、など	実態調査、統計的研究（メタアナリシスを含む）、コホート研究、ケースコントロール研究、介入研究、横断研究、事後要因研究、など	基礎研究、準実験研究、など
研究の意義	理論や法則を開発するための意味づけや発見			理論や法則（因果関係を含む）の検証や確認	
研究の到達目標	状況を報告することに重点がおかれている（記述的研究）			状況を解釈することに重点がおかれている（分析的・説明的研究）	
研究上の仮説	設定することもあるが、その場合は疑問のレベル		とくに定めないか、考えられない	設定する場合が多いが、その明確さは研究によって異なる	
対象（資料）の属性	一次的資料または二次的資料	一次的資料		一次的資料（例外あり）	一次的資料
資料の初期加工	価値や信条などの抽象的なものを加工せずに扱う場合が多い			数字や尺度（順序・名義・間隔・比）に適宜加工する	
標本数	比較的多い	少ない（1例の場合もある）	比較的少ない	多い	比較的多い
収集方法	———	面接または質問紙を用いる場合がある	面接を主体とする場合が多い	質問紙または面接（電話を含む）	主として生体を直接計測する
研究者のスタンス	研究対象に要因を与えない（観察研究）		参加観察あるいは非参加観察	観察または介入する場合がある	要因を介入して与える（介入研究）
収集時期	遡及（回顧）的、後ろ向き		同期的	遡及的、展望的、同期的のいずれか	展望（予測）的、前向き
分析手法による分類	質的研究に近い	質的研究		量的研究	

(岡本和士, 長谷部佳子：看護研究とは何かについて知ろう —看護研究に関する基礎知識, 岡本和士　編集：看護研究はじめの一歩, 第1版, 13-22, 医学書院, 東京, 2005. より改変)

5. レポートと研究の違いは

　レポートも研究も、これまで未解決の問題に対する結論を得るという点では本質的に違いはない。しかし、その目的やアプローチの方法に違いがある（表3）。たとえば、心理的状態が不安定な患者への対応方法を例に挙げて説明すると、レポートの場合は、ある特定の患者に対するもっとも適した結論（この場合は対応方法）が得られることと。一方、研究という場合には、患者全体に共通に適用できうる最良で、実践的な結論（対応方法）を得ることが必要となる。そのためには、関連が考えられる種々の要因や条件のなかからもっとも適用可能な要因（方法、状況など）を絞り込んでいく過程のなかで、理論的なだけでなく実践的な観点からの検討が求められる。

表3　レポートと研究の違い

項　目	レポート	研　究
問題の所在	目の前にある既知のことが多い	解決されるべき問題が未知のことが多く、その問題を発見する必要がある
問題の一般性	なし （個別的）特定の個人やグループが有する問題	あり （一般的）誰もが興味や疑問を抱いている共通の問題
結論の普遍性	なし そのとき、その場所、その人にとっての解答を必要とするため、時期や対象が異なると、その結果も当然異なる結果が生じる	あり ・いつでも、どこでも、誰にでも、適用されうる結論を導き出す ・時期や場所や、対象が異なったとしても、変わらずつねに同様の結論が得られる
解決のプロセス	経験的な判断から結論を導くことが多い	理論的・体系的なプロセスにしたがって結論を導く
研究方法の厳密性・研究プロセスの緻密性・思考の論理性	なし	あり
結論の明確性	なし	あり

（岡本和士，長谷部佳子：看護研究とは何かについて知ろう —看護研究に関する基礎知識，岡本和士　編集：看護研究はじめの一歩，第1版，13-22，医学書院，東京，2005．より）

6. 個人研究とグループ研究

　歯科衛生士教育における卒業研究は、基本的には1人一課題による個人研究が望ましいが、複数の学生が1つの課題に分担して取り組むグループ研究も可能である。本来、卒業研究は熟練した研究者の指導のもとに、1人の学生が長期間学習をしながらデータを収集して分析を行い、1つの論文を作成しての成果を報告するのが通常である。しかし、学校の事情によって研究に熟練した教員が少ない場合も多いため、1人の教員が多数の学生の卒業研究を指導せざるをえない状況も十分ありうる。このような場合には、2～5人程度のグループ研究の形をとり、各学生が確実に分担して調査・研究できるようなテーマを選択する必要がある。ただし、5人を越える多人数の場合は逆に研究指導の目が届きにくくなるので望ましくない。

　また、1つのテーマを1人で行っても、数名の共同グループで行ってもよいが、グループの場合は共通の興味と時間的なゆとりがないと、共同作業ができないために、最後のまとめを1人か2人でやるはめになる。

【参考文献】
1) 岡本和士　編集：看護研究はじめの一歩，第1版，医学書院，東京，2005.
2) 鶴本明久，豊島義博，島田達雄　監修：「歯科衛生士」別冊　歯科衛生士のための臨床論文の読み方 ―歯科二次情報集―，第1版，クインテッセンス出版，東京，2004.

UNIT 2

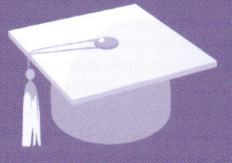

問題発見
日常の疑問を研究テーマとする

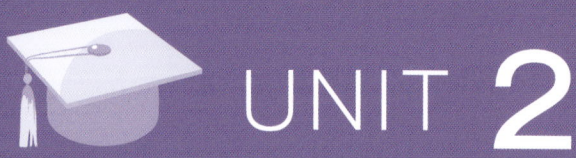

UNIT 2

問題発見　日常の疑問を研究テーマとする

1. 研究テーマの選択

　テーマの選択自体が学習経験であるから、日常の歯科衛生業務や歯科保健行動の疑問点から研究テーマを見つけることが第一であり、つぎに教科書、文献および参考書を総覧し、自分で興味のあるところ、またはもっとも必要だと思うことを研究テーマにしてもよい。さらに時間的な実施の可能性を考えてテーマを選択することも必要である。実際に行ってみると、予想外に日時を要するものであるから、たとえ目標は大きくとも、実際のテーマはそのうちのごく一部の小さなものにしたほうがよい。

1）テーマを絞り込む

　研究してみたい題材が多くあってどれにしようか迷うときは、つぎに述べる手順で決めていくと比較的簡単に決めることができる。

第1段階　今関心や興味のある問題をすべて書き出してみる
　　　　　↓
第2段階　興味や関心の高い順に優先順位をつける
　　　　　↓
第3段階　優先順位の高い問題のなかで、自分自身や周囲の日常の歯科衛生業務に
　　　　　役立ちそうなものをいくつか選ぶ
　　　　　↓
第4段階　そのなかで、時間とお金や協力してくれる人の面から考えて、現実的に
　　　　　研究を行えるものを選ぶ

　この順序にしたがっていけば、自分（あるいはグループ）の興味のある問題のなかから、もっとも研究テーマとして適したものを選ぶことができる。第1段階で解決したい問題がたくさん出すぎてしまったら、もっとも身近なもので、自分のなかでもっとも気になっている問題から書き出していってみる。書き出すことで、問題の方向を整理しやすくするためである。第2段階で興味や関心のある順に整理してみるとよい。この作業によって、今

1. 研究テーマの選択

自分が何を研究したいのかがはっきりとしてくる。つぎの段階で、さらにテーマを絞るため優先順位の高いもののなかで、教科書や文献を参考にして研究によって得られた結果が自身や歯科衛生の業務に役立ちそうなテーマはどれかを探す。さらに、そのなかで時間とお金や協力してくれる人の面から考えて、現実的に研究が行えそうなテーマを残していくとよい。

2）具体的なテーマの例

つぎに、これまで報告された、具体的なテーマとテーマの選択の参考となる事項を挙げておく。

(1) 実験テーマ
 a. フッ化物
 b. カリエスリスク
 c. プラークコントロール
 d. 歯周病
 e. 食品のう蝕誘発性
 f. 咀嚼・咬合の機能
 g. 摂食・嚥下の機能
 h. う蝕や歯周病の原因菌

(2) 調査テーマ
 a. 母子歯科保健（保健所・保健センター）
 b. 学校歯科保健
 c. 成人歯科保健
 d. 老人歯科保健
 e. 障害者歯科保健（医療センター）
 f. 保健行動
 g. 受療行動
 h. 介護予防
 i. 摂食・嚥下リハビリテーション
 j. フレイル
 k. サルコペニア
 l. ロコモティブシンドローム

(3) 文献テーマ
 a. フッ化物の安全性
 b. う蝕の疫学
 c. 歯周疾患の疫学
 d. 咀嚼・咬合の機能
 e. 保健行動
 f. 保健医療福祉制度

UNIT 2　問題発見　日常の疑問を研究テーマとする

2. テーマ選択の指針

1） 問題の発見をもう一度

　自分、または自分たちが、「知りたい問題は何か」をよく考えてみる。

（1） 開業歯科医院・病院の実態、その良い点、困っている点、こうしたいなと思いながら、それができない原因は何だろうか。

（2） 歯科医学の使命は何だろうか。魅力的な歯科衛生士とは何だろうか。歯科衛生士としての生きがいは何だろうか。

（3） 国民の歯科保健・医療の現状や将来はどうだろうか。国民は歯科に何を望んでいるだろうか。国民の歯科保健・医療に対する考え方を変えてもらう必要はないか。

（4） 歯科衛生士として、自分は、将来どんな方針で業務を行おうか。開業医で、病院で、地域・学校での業務は何だろうか。

（5） 臨床の現場で患者に対するときの必要事項は何だろうか。

（6） 歯科衛生士の組織的な活動はどんなものだろうか。

（7） 日本の将来の地域歯科保健的な政策はどのようにあるべきだろうか。

（8） 日本の将来の国民の歯・口の健康のために、もっと研究しなければならないことがあるだろうか。その問題はどんなものだろうか。その研究はどのようにして行うべきだろうか。

3. 仮説の設定

1) なぜ仮説を設定するのか

　研究テーマが決定すれば、つぎに実施すべきことは仮説を設定することである。仮説とは、一定の現象を統一的に説明しうるように設けた仮定のことをいうが（広辞苑）、研究プロセスにおいて設定する仮説は、研究を統整したり容易に進めたりするために用いられるとともに、多くが研究テーマへの答えを「有意差検定」という手法を用いて統計学的に分析するために、その基礎づくりとして設定される。なお、ここでいう"有意 (significant)"とは、偶然以外の理由によって引き起こされた可能性が高いという意味で用いられ、研究者は通常その確率が 5% 未満（$p<0.05$）であるときに、統計学的に有意であると表現する。

　統計学的な分析をするための仮説は、すべての研究に必要というわけではなく、たとえばある地域で高血圧の人がどのくらいいるかを調べるだけの研究（記述疫学的研究、記述研究）であれば、仮説を設定する必要はない。記述疫学的研究とは、表 4 に示すように、疾病や種々の健康事象の分布状態を調べ、それをそのまま記述する研究のことであり、このような研究では比較をともなわないので、仮説を設定する必要はない。

　しかし、多くの研究では、グループとグループの比較（群間比較）や、ある健康事象と関連する要因を分析する。このような研究（分析疫学的研究、分析研究）では少なくとも 1 つは仮説を設定しなければならない。分析疫学的研究とは、2 つ以上の因子を測定することで因子間の関連を分析し、ある健康事象の発生における予測や因果関係の推論などを行う研究である。このような研究を本格的に実施する前には、簡潔で的確な文章として仮説を設定しておく必要がある。

表 4　記述疫学的研究と分析疫学的研究

	記述疫学的研究（記述研究）	分析疫学的研究（分析研究）
目的	疾病や種々の健康事象の分布状態を調べ、それをそのまま記述する研究	2つ以上の因子を同時に測定して因子間の関連を分析し、ある健康事象の発生の予測や因果関係の推論などを行う研究
仮説の設定	必要としない	少なくとも1つ以上の仮説の設定が必要となる

（横山美江：仮説の設定，横山美江　編著：よくわかる看護研究の進め方・まとめ方 ―量的研究のエキスパートをめざして―，第 2 版，56-59，医歯薬出版，東京，2011. より）

UNIT 2 　問題発見　日常の疑問を研究テーマとする

2）仮説を文章化するときに記載すべき項目

　表5に示すように、仮設では、「対象者」「観察項目（変数）」「統計学的に検討しようとする内容」が簡潔に表現されなければならない。仮説を設定する主な目的は、統計学的分析の基礎をつくることにある。統計学的分析においては、研究で観察する項目を変数として扱う。変数は2つのタイプがあり、1つは従属変数（目的変数）、もう1つは独立変数（説明変数）である。表5に示すように、従属変数とは、医学領域では種々の健康事象をとらえることが多く、独立変数はその健康事象に関連があると予測される要因を扱うことが多い。

3）研究を始める前に仮説を設定する

　仮説は、研究を始める前に文章化しておくことが大切である。そうすれば、研究を進めるうえでも研究内容を整理することができ、よりスムーズに研究を進めていくことも可能となる。また、研究によって得られた成果をまとめる際にも、得られた結果の解釈が明確となり、結論づけが容易となる。

表5　仮説を設定するときのポイント

1．簡潔な表現にする
2．仮説を文章化するときに記載すべき項目 　1）対象者 　2）観察項目 　　（1）従属変数（種々の健康事象をとらえることが多い） 　　（2）独立変数（健康事象に関連があると予測される要因を扱うことが多い） 　3）統計学的に検定しようとする内容
3．研究を始める前に設定する

（横山美江：仮説の設定．横山美江　編著：よくわかる看護研究の進め方・まとめ方 ―量的研究のエキスパートをめざして―，第2版，56-59，医歯薬出版，東京，2011．より）

【参考文献】
1）岡本和士　編集：看護研究はじめの一歩，第1版，医学書院，東京，2005．
2）横山美江　編著：よくわかる看護研究の進め方・まとめ方 ―量的研究のエキスパートをめざして―，第2版，医歯薬出版，東京，2011．
3）田久浩志，岩本 晋：看護研究なんかこわくない 計画立案から文章作成まで，第3版，医学書院，東京，2005．
4）キャロル・ガービッチ　著，上田礼子，上田 敏，今西康子　訳．保健医療職のための質的研究入門，第1版，医学書院，東京，2003．
5）Catherine H. C. Seaman，Phyllis J. Verhonik　著，西垣 克　監訳：看護研究のすすめ方，第1版，医歯薬出版，東京，1988．
6）鶴本明久，豊島義博，島田達雄　監修：「歯科衛生士」別冊　歯科衛生士のための臨床論文の読み方 ―歯科二次情報集―，第1版，クインテッセンス出版，東京，2004．

UNIT 3

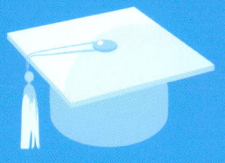

研究の準備

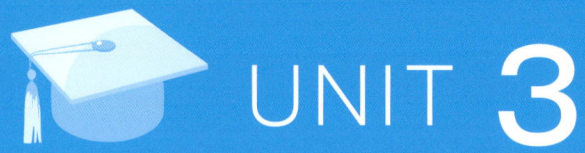

研究の準備

1. 研究に役立つ文献の検索

1）文献を検索することの意義

なぜ、文献検索を、研究計画を立てる前に行う必要があるのだろう？

UNIT2でテーマ候補が決定された。よく考えてみよう。私たちが思いつくテーマは、よほどの天才でない限り、他の人たちがすでに考えて研究している可能性が大きい。まるっきり同じことを考え研究されているか、もうすでに研究しつくされて周知の内容かもしれない。同じテーマで、先行研究の結果を確認する研究もあるが、できれば、まだ発表されていない自分オリジナルの研究を行いたいものである。

だからこそ、自分の考えているテーマと関連している研究を知っておく必要がある。もし、現在考えているテーマと同じ研究があれば、計画を立て、方法を決める参考となるだろう。また、オリジナル研究を行う場合は、関連テーマの文献を読み、どこまでわかっていて、どこはまだわかっていないのか？を確認しながら、テーマのアイディアを広げたり、変更したりする必要がある。

このように、研究計画を立てるうえで、他の文献は非常に参考になるため、事前の検索をお勧めしたい。以下にその検索方法を説明する。ぜひ参考にしていただきたい。

2）文献検索の方法

文献検索の方法はいくつかある。科学的な根拠が明らかなもの、すなわち査読が行われている国際的な科学雑誌、Nature、Lancet、Scienceは有名だが、Journal of dental research、Journal of dentistry、Journal of clinical periodontologyなどの歯科関連の国際雑誌も参考になる。Googleなどの検索サイトに雑誌名を入れ、雑誌のサイトへ入り、無料でダウンロードできるものもあるが、最初に登録が必要となる。また、「歯科衛生士」（クインテッセンス出版）などの雑誌では、その記事の参考文献が最後に挙げてあるため、それもチェックしておくとよい。

また、教科書や関連書籍もチェックしておきたい。さらに、書籍に記載されている参考文献もチェックしておくとよいだろう。

つぎに、主にwebsiteでの検索方法を説明する。

1. 研究に役立つ文献の検索

(1) 研究テーマからキーワードを決める

UNIT2でテーマ候補が決まったら、そのキーワードをいくつか日本語と英語で挙げてみよう。たとえば「高齢者の口腔機能に関する研究」であれば、高齢者（elderly）、口腔機能（oral function）、咀嚼（chewing）……検索した際、1,000以上のたくさんの文献が出てくる場合があるため、絞り込みのワードも用意しておくほうがよいかもしれない。

(2) キーワードを入れ、検索する

検索用のサイトがいくつかある。以下に比較的簡単で、科学的学術ジャーナルの文献が検索できるサイトを紹介する。

① GoogleやYahooで検索（図1、2）

ネットを利用している人なら、よくご存じの無料で利用できる検索サイトである。キーワードを入れるといろいろな情報が得られる。ただし、個人のホームページや科学的根拠がはっきりしない私見を述べているものもあるため、注意が必要である。できるだけ、公的なサイト（厚生労働省、文部科学省、8020推進財団など）を選ぶとよい（図3）。

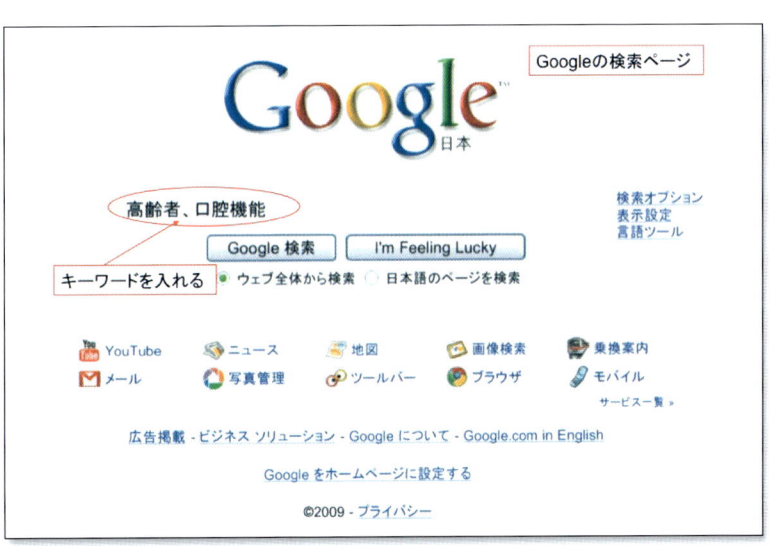

図1 Googleの検索（https://www.google.co.jp/）。空欄にキーワードを入れると関連するサイトや文献が現れる。

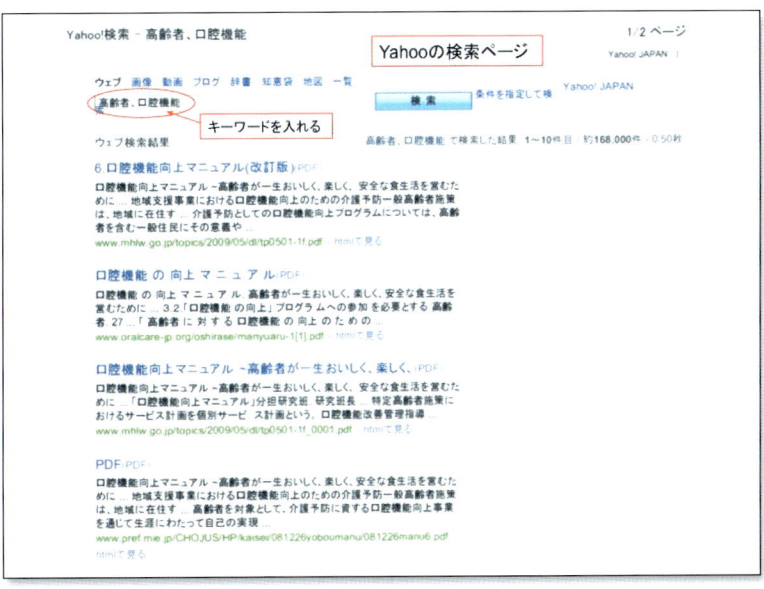

図2 Yahooの検索（https://www.yahoo.co.jp/）。Yahoo Japanのページの検索部分の空欄に例として「高齢者、口腔機能」を入れた。すると、このようなウェブの結果が出てくる。

UNIT 3　研究の準備

```
★厚生労働省
  https://www.mhlw.go.jp/
★各種統計調査
  https://www.mhlw.go.jp/toukei_hakusho/toukei/index.html
★文部科学省
  https://www.mext.go.jp/
★科学技術・学術
  https://www.mext.go.jp/a_menu/a003.htm
★8020推進財団
  https://www.8020zaidan.or.jp/
★8020調査・研究事業
  https://www.8020zaidan.or.jp/databank/research.html
```

図3　その他参考例。

② PubMed（図4～7）

　米国国立医学図書館が提供している無料の MEDLINE 検索である。英語のキーワードを入れる（複数可）と、最新の文献から順番に、タイトル、作者、掲載ジャーナルのページ、巻、年がわかる。読みたい文献のタイトルをクリックすると Abstract（抄録）が出てくる。大学等の機関の図書館を利用できる場合は、その大学の電子ジャーナルとリンクして PDF ファイルやフルテキストを印刷や保存できる場合がある。また、できるだけ最新の文献を検索する。その文献が参考にしている文献とリンクしている場合もあり、そこからどんどん文献の輪が広がっていくはずである。

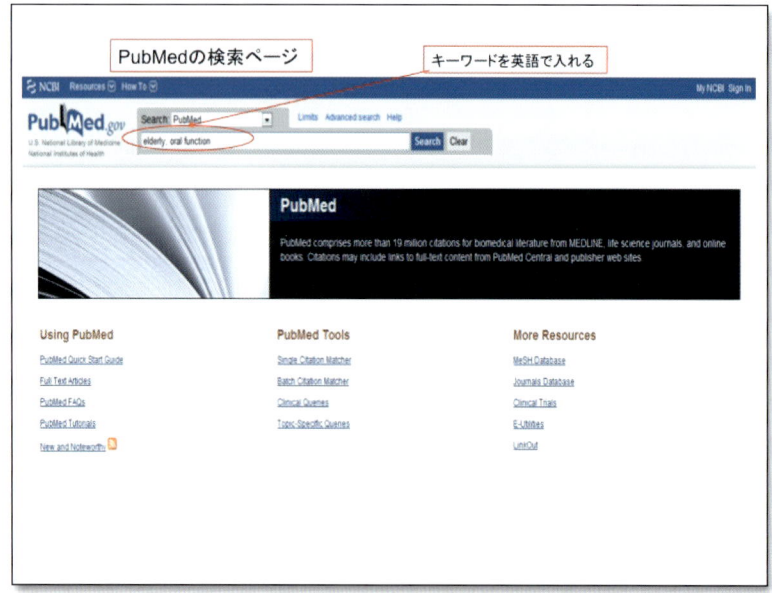

図4　PubMedの検索（https://pubmed.ncbi.nlm.nih.gov/）。
　PubMedに登録されている文献は科学的な学術論文とみなしてよいと思われる。空欄の部分にはキーワード、著者、タイトル、雑誌名などを入れ、検索する。

1. 研究に役立つ文献の検索

図5 キーワードを入れて検索した画面（例）。たとえば elderly, oral function と入れ、検索後に出てきた文献で Abstract（抄録）をみたいときは、タイトルをクリックする。

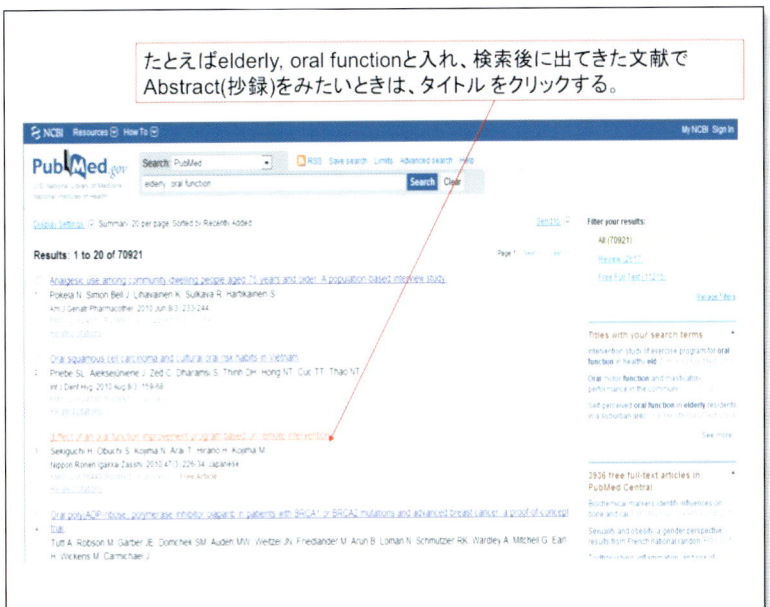

図6 Abstract（抄録）の閲覧ページ。Abstract（抄録）は無料で閲覧できる。電子ジャーナルにリンクしている文献は、画面右上のアイコンをクリックすると本文の PDF が入手できる。また、関連文献も出ている。

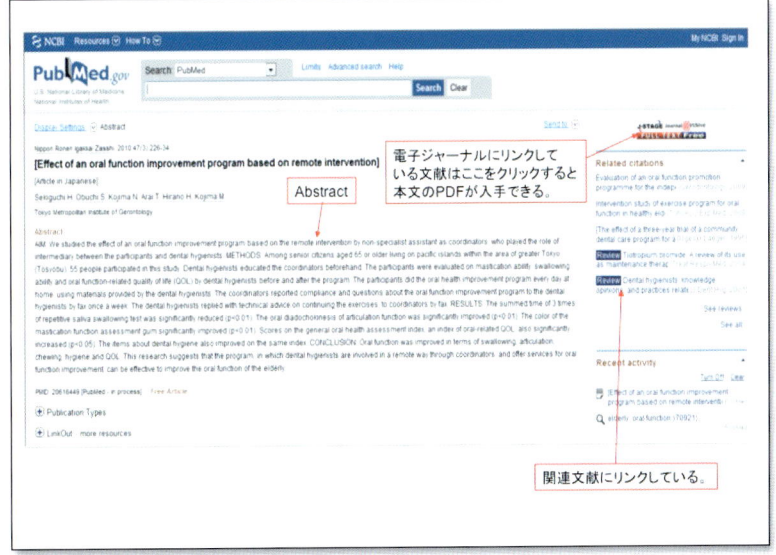

図7 リンクしている電子ジャーナルのページ。論文の全文や PDF ファイルをダウンロードできるが、有料の場合もある。PDF ファイルは文献が別冊様になっているため、印刷してファイルしておくか、ダウンロードして名前をつけなおしてフォルダに集めておくとよいだろう。

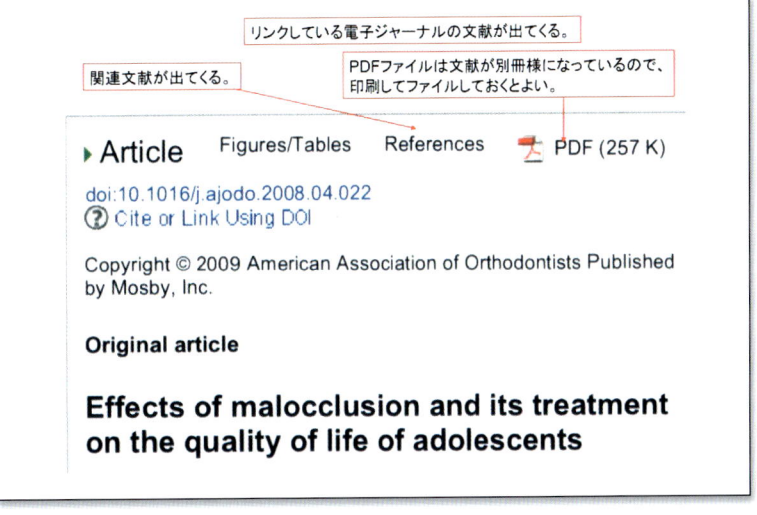

UNIT 3　研究の準備

③電子ジャーナル（図8～12）

　Webブラウザで閲覧する学術雑誌である。大学や所属機関が有償で契約を行っている電子資料で、所属機関のLANから利用できる。

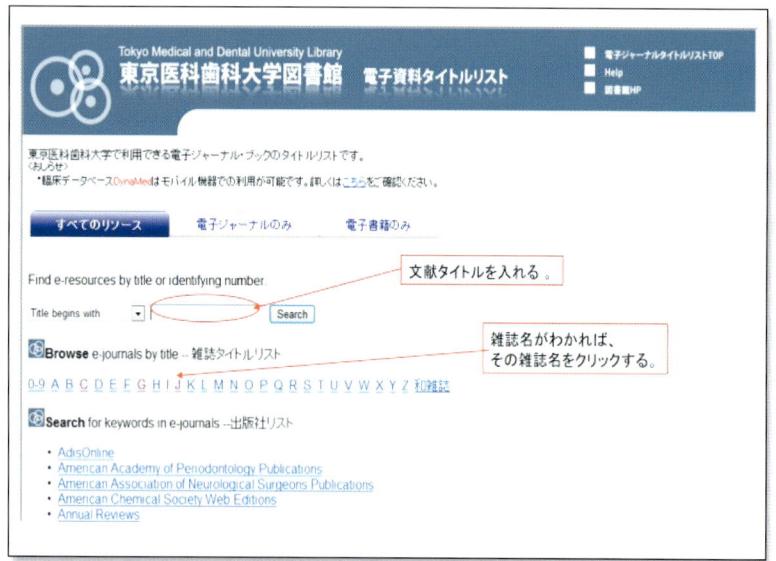

図8　大学附属図書館の電子ジャーナルのページ（例）。大学の図書館のホームページ（https://www01s.ufinity.jp/tmdu_lib/）から電子ジャーナルのページへ（http://bl3bd7tc7s.search.serialssolutions.com/）。各大学や学校の図書館のホームページを閲覧してみよう。雑誌名を英語名で探すための頭文字が出てくる。頭文字をクリックすると雑誌名が出てくる。出版社リストもある。

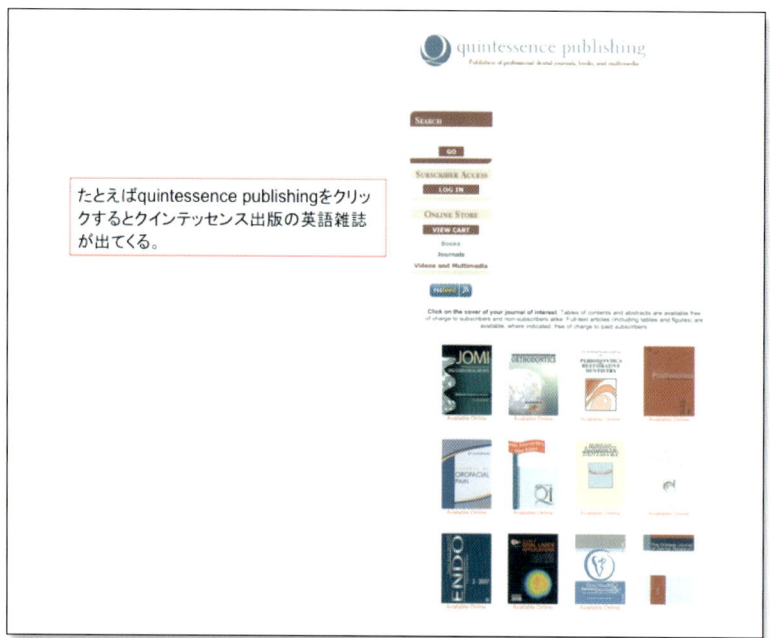

図9　出版社リストのquintessence publishingをクリックしたページ（例）。クインテッセンス出版の英語雑誌が出てくる（http://www.quintpub.com/）。

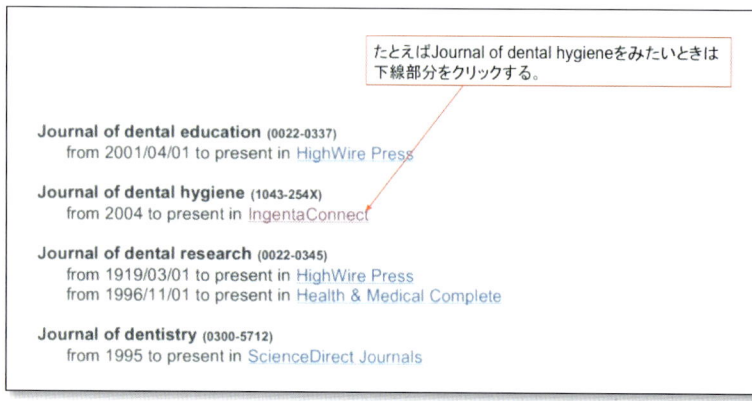

図10　Journal of dental hygieneのあるページ（例）。Journal of dental hygieneの下線部分をクリックする。

1．研究に役立つ文献の検索

図 11 Journal of dental hygiene の雑誌の文献のページ。発行年、巻、ページやタイトルを探していき、目的の文献があれば、タイトルをクリックする（https://jdh.adha.org/）。

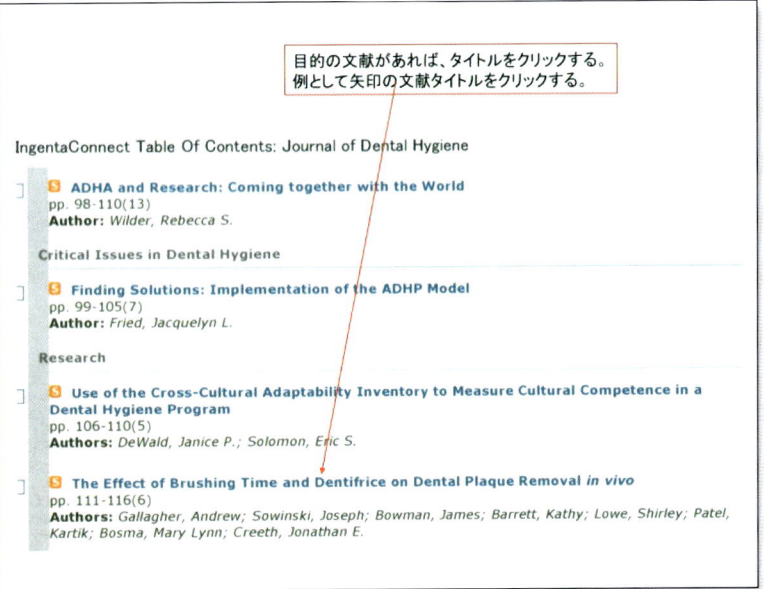

図 12 目的の文献のページ（例）。目的の文献のタイトルと Abstract（抄録）が出てくる。全文や PDF のダウンロードは有料の場合もある。

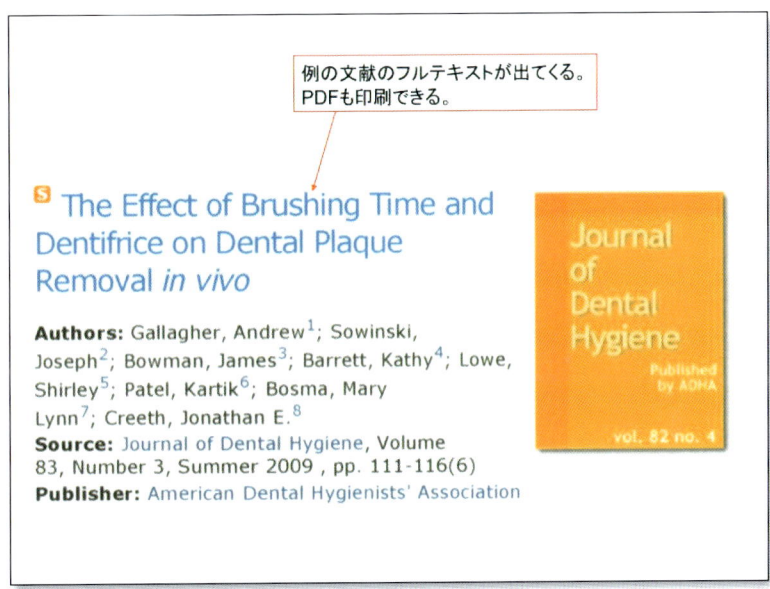

UNIT 3　研究の準備

④医学中央雑誌（図 13 〜 15）

　日本国内の医学文献の抄録誌である。機関（大学等）を通して利用できる場合がある。キーワードは日本語で入れる。日本の医学、歯学、看護学、薬学、獣医学、社会医学など年間約 40 万件の文献情報が収録されている。ただし、個人利用の場合は費用がかかるため、利用方法をよく検討する。

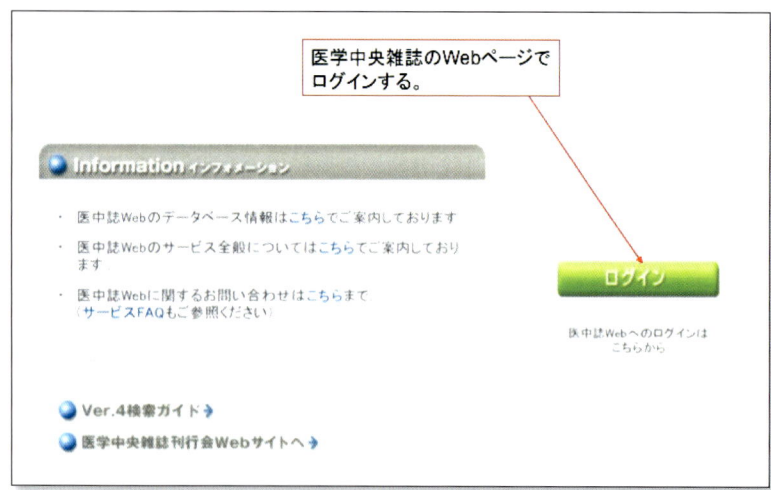

図 13　医学中央雑誌のホームページよりログインする（https://login.jamas.or.jp/）。

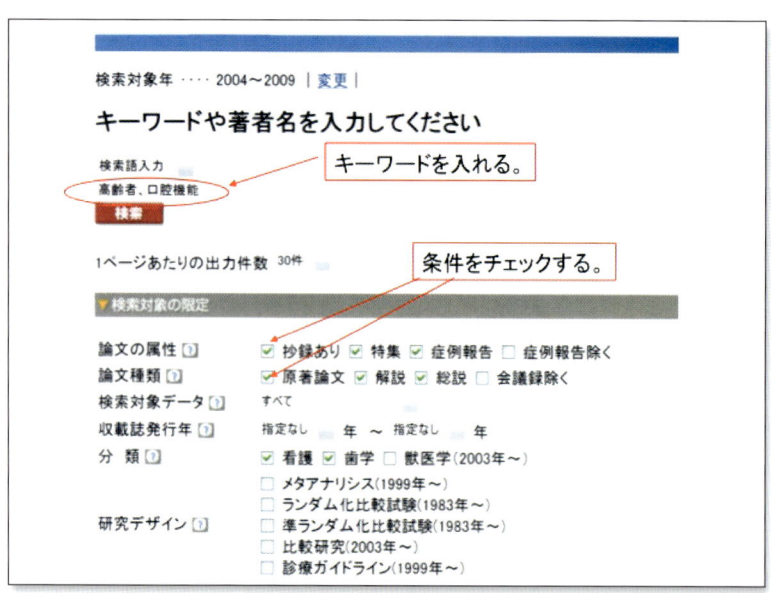

図 14　空欄にキーワードを入れて検索をする。

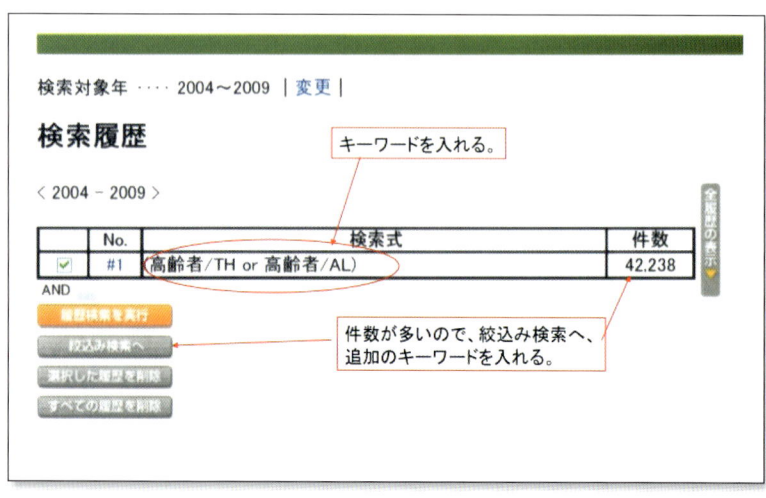

図 15　キーワードを入れ、件数が多いようであれば、絞り込みをして行う。

1. 研究に役立つ文献の検索

⑤メディカルオンライン（Medical Online）（図16、17）

　メディカルオンラインは医学会誌、学術専門誌を統合し、文献検索やAbstract（抄録）閲覧および文献全文を提供している会員制の医学総合サイトである（https://mol.medicalonline.jp/）。

図16　メディカルオンラインの文献検索ページ。空欄部分にキーワードを入れる。

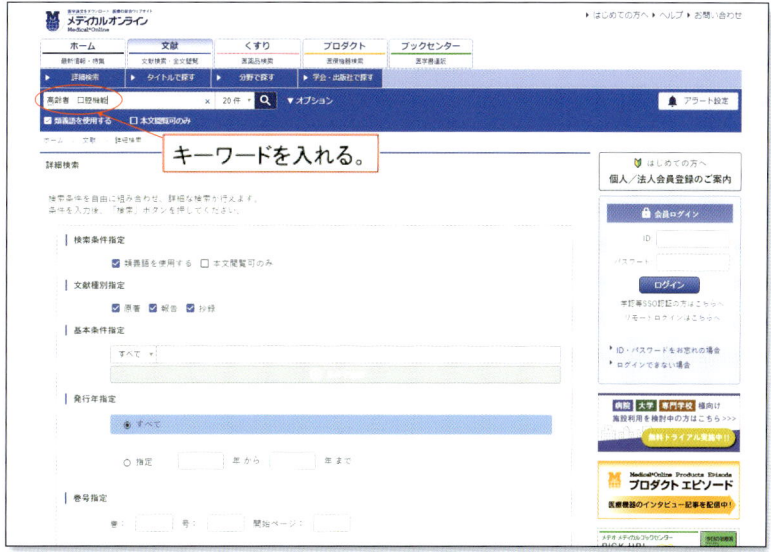

図17　キーワードの検索結果。日本の雑誌も多く登録されており、Abstract（抄録）が閲覧できる。

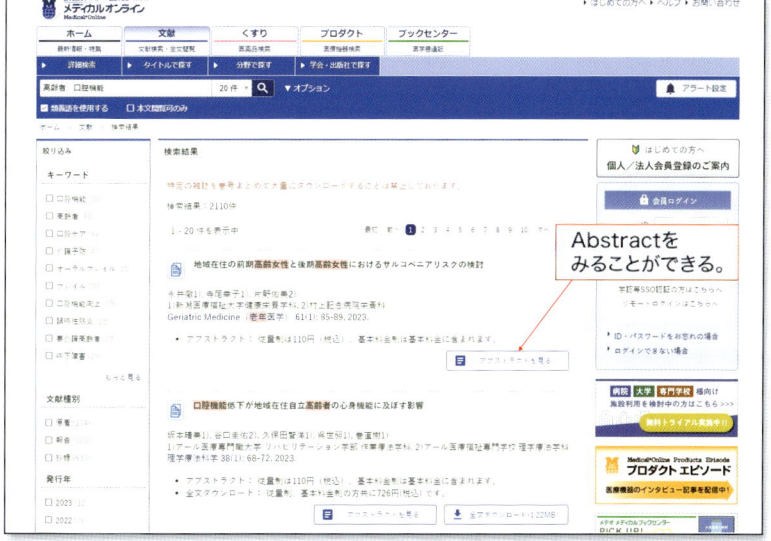

⑥ The Cochrane Library（図18）

　ヘルスケアの介入による効果の研究を、科学的・体系的に精査することを目的としているコクラン共同計画の成果データベース。EBMを実践するための情報が収録されている。PubMedにリンクしてAbstract（抄録）をすぐにみることができる、無料で利用できる部分もある。

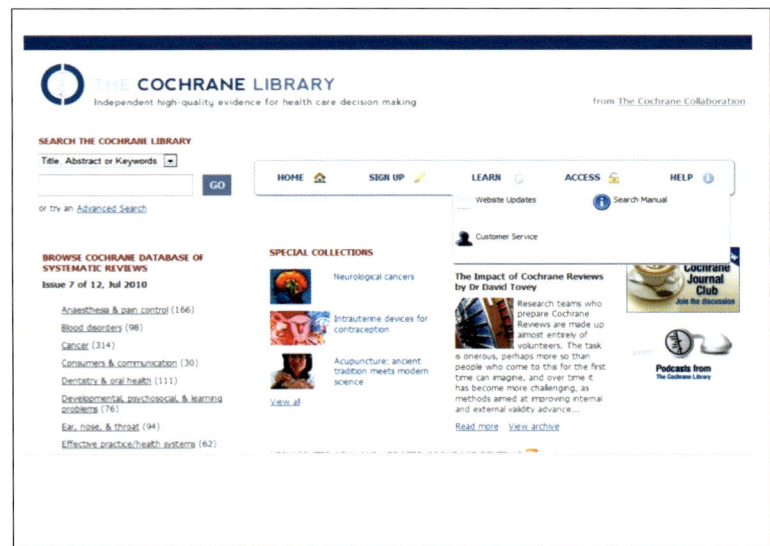

図18　The Cochrane Libraryのページ（https://www.cochranelibrary.com/）。

⑦ researchmap（図19）

　日本国内の研究者や海外で研究活動を行っている日本人の研究者について、氏名や所属機関、論文、研究課題等の情報を収集・提供しているサイトである。キーワードや研究者名を入れると情報が無料で得られる。

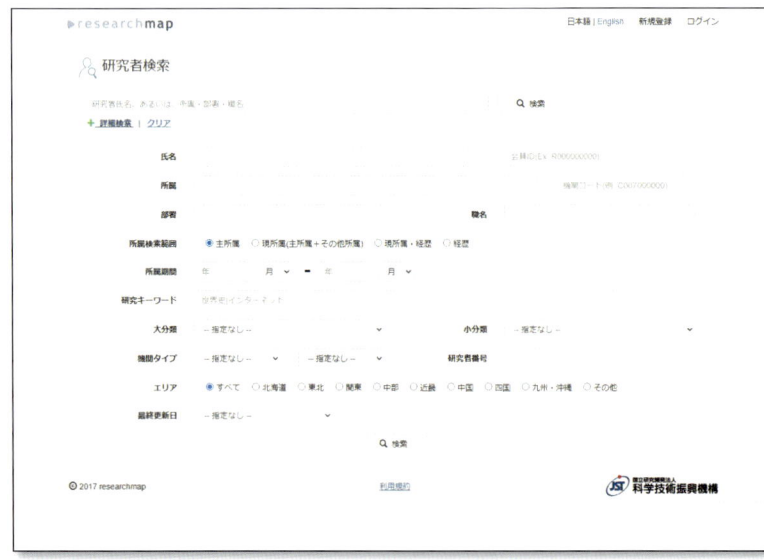

図19　researchmapのページ（http://researchmap.jp/）。

(3) 図書室・図書館を利用する

　大学や専門学校には図書館や図書室がある。他大学や公的な図書館も申請を行えば利用できる場合が多いので活用する。また、図書館のパソコンを利用して、PubMedなどの検索もできるようになっている。さらに、ほしい文献を取り寄せてくれるサービスもあるところが多いので、図書館にない文献は問い合わせてみるとよい。また、テーマを漠然としか考えていない場合は、「歯科衛生士」などの専門のジャーナル誌に目をとおすのもよいと思われる。テーマに関するヒントが得られるかもしれない。

(4) 会社に問い合わせてみる

　研究で使用する材料や機械などが決まっていたら、その材料や機械を製造・販売している会社に文献について問い合わせてみる。快く教えてくれるはずである。リストや別冊を送ってくれる場合もある。

MEMO

UNIT 3　研究の準備

2. 収集した文献の読みこなし方

1）タイトルとキーワードで仕分けを行う

　文献のタイトルやキーワードを参考に、主な内容のIndexを略字や記号、たとえば歯周疾患関連→Perioなどとすぐわかるような印をつけ、仕分けしておくと便利である。文献の整理については「3. 文献の整理」で説明するが、読みこなす前に仕分けをしておくとよい。

2）Abstract（抄録）で概要をチェックする

　文献はAbstract（抄録）を読んで、目的、対象および方法、結果の概要を簡単にメモしておく。できれば、後でファイルできるよう整理して保存しておく。パソコンに入れておくと、後で整理しやすい。

3）自分の研究テーマを扱っている文献を詳細にチェックする

　概要を読んでいると、自分の研究テーマを扱っている文献がいくつか見つかることだろう。UNIT2で研究テーマ、仮説と方法について説明されているが、自分が考えたテーマや仮説がすでに発表、報告されている場合も多い。その際、研究テーマや仮説、方法を変更する必要が出てくる。その研究テーマについて、どのような対象で、どのような方法で、どこまでわかっているのかをチェックする。

　また、論文では、考察のところで、その研究の不十分なところやまだ行っていない部分が記載されているはずである。そのようなところは要チェックである。自分の研究のオリジナリティを出す参考になるからである。必要な部分は、概要を記載したメモとあわせてノートやパソコンに入れて、ファイルしておくとよい。

4）その他の文献をチェックする

　自分の研究テーマと直接関係ない文献でも、方法や考察で参考になるものも多くある。集めた文献は、できれば、方法や結果の図表、考察についても目をとおしておき、必要な部分は概要を記載したメモとあわせてノートし、ファイルしておくとよい。とくに、真似したいなと思うような良い文章には印をつけておき、論文作成のときの参考にする。また、論文作成の際に引用したい部分にも印をつけておく。

5）参考書やホームページからの資料をチェックする

　参考書は、できるだけ新しい版のものをチェックする。改版の際に内容を新しくしているからである。また、雑誌の記事はきれいにコピーするか、スキャナーで取り込んでPDFファイルで保存する。上記の文献のときと同じように、概要や特記すべきことはメモして整理しておく。

　ホームページを参考とする場合は、必要な部分を印刷しておき、ホームページアドレスとアクセスした日時を記入しておく。ファイルで保存可能なものは名前をつけて保存しておくとよい。また、文献と同様に、概要や特記すべきことはメモして整理しておく。

3. 文献の整理

1) Indexをつけて仕分けを行う

　文献のメインの内容の Index をつけておくことは前述したが、歯周疾患でも臨床系（臨床試験や臨床報告または術式）か、基礎系（細菌や細胞、生化学的物質など）かなど、たとえば歯周疾患の細菌関連の文献であれば、Perio-Bac などと仕分けしておくとさらにわかりやすい。また、シールやマーカーなどで色分けをしておくと、ひとめでわかりやすくなる。

2) 整理ファイルを作成する

　Index をつけ、内容別に仕分けした後に、とりあえずの通し番号をつけておく。概要のメモやノートとあわせるときに便利である。たとえば、歯周疾患の細菌関係の文献 Perio-Bac-1 というように、文献ナンバーをつけておく。文献は文献でファイルする。概要のメモは別のファイルに保存する。筆者はこの方法で文献ファイルを作成している。必要なときに、必要な部分の文献と概要がわかるようにしておくとよい。

3) パソコンを使用して整理する

　パソコンをもっている場合は、整理ノートを Excel® や Word®（いずれも Microsoft）で作成し、ファイルに保存しておくとよいが、必ずバックアップしておく。印刷もしておくと安心である。エンドノートなどの文献整理ソフトもある。パソコンが得意な人は、このようなソフトを使用すると、論文作成にも便利である（表6）。

表6　整理ソフト一覧

ソフト名（会社）	対　応	費用の有無	特　長	ウェブサイト
EndNote（ユサコ）	Win版 Mac版	有料	文献管理ソフトの代表的ソフト。論文を書くときの reference 作成に有用。インターネットを介して直接文献検索を行い、結果を取り込むことができる。	https://www.usaco.co.jp/endnote/
GetARef（大学生協）	Win版	有料	EndNote に近い機能をもったソフトで、「文献管理データベース」と「参考文献リスト作成機能」をあわせもったソフト（販売終了）。	http://www.getaref.com/index_en.htm
iPapers（Mac）	Mac版	無料	Mac 専用のフリーソフト	https://ipapers.sourceforge.net/iPapers.html
RefWorks（サンメディア）	webベース	有料	EndNote のオンライン版	https://www.sunmedia.co.jp/refworks/

UNIT 3 研究の準備

【参考文献およびwebsite】
1）Googleの検索　　　https://www.google.co.jp/
2）Yahooの検索　　　https://www.yahoo.co.jp/
3）厚生労働省　　　　https://www.mhlw.go.jp/
　　各種統計調査　　　https://www.mhlw.go.jp/toukei_hakusho/toukei/index.html
4）文部科学省　　　　https://www.mext.go.jp/
　　科学技術・学術　　https://www.mext.go.jp/a_menu/a003.htm
5）8020推進財団　　　https://www.8020zaidan.or.jp/
　　8020調査・研究事業　　https://www.8020zaidan.or.jp/databank/research.html
6）PubMedの検索　　　https://pubmed.ncbi.nlm.nih.gov/
7）Quintessence publishing　　http://www.quintpub.com/
8）Journal of dental hygiene　　https://jdh.adha.org/
9）医学中央雑誌のホームページ　　https://www.jamas.or.jp/
10）メディカルオンライン　　https://mol.medicalonline.jp/
11）The Cochrane Library　　https://www.cochranelibrary.com/
12）researchmap　　http://researchmap.jp/
13）EndNote　　https://www.usaco.co.jp/endnote/
14）GetARef　　http://www.getaref.com/index_en.htm
15）iPapers　　https://ipapers.sourceforge.net/iPapers.html
16）RefWorks　　https://www.sunmedia.co.jp/refworks/
17）黒田裕子：黒田裕子の看護研究step by step，第3版，2章，学習研究社，東京，2006．

UNIT 4

問題解決の手順
(さあ、計画を立てよう!)

UNIT 4

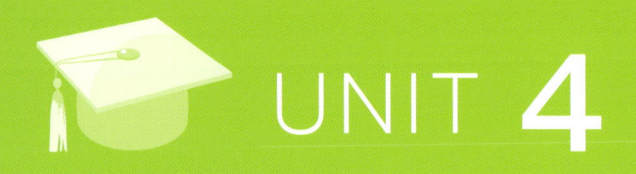

問題解決の手順（さあ、計画を立てよう！）

1. 研究計画：研究をデザインする

1）仮説をどのように証明するか考えよう

　UNIT2 でテーマ候補と仮説が決定されたわけだが、UNIT3 の文献検索の結果、仮説の変更はなかったか？、あるいは自分が考えた研究テーマや仮説が、すでに多くの研究者によって証明されている場合もある。そのようなときは、何か、新しい視点をつけ加えなければならない。また、仮説を証明するためのいくつかの方法があるため、どれを選択していくかも重要である。

　以下にそのいくつかを紹介する。

（1）質的研究：インタビュー、質問票、新聞記事などの質的内容の研究
①インタビュー：個別のインタビューとグループインタビュー
②自由記載の質問票調査
③マスメディア：新聞、テレビ、ネット、雑誌など

（2）量的研究：基礎研究、動物実験、臨床研究、疫学研究（断面調査、介入調査、コホート調査）で、数値、スケール、カテゴリーによる評価
①基礎研究：*in vitro* の実験、細菌・細胞・DNA・硬度測定など
②動物実験：マウス・イヌなど動物を用い、副作用や効果を調べる
③臨床研究：ヒトを対象とした研究で、薬剤などの効果を調べる
④疫学研究：ヒトを対象とした研究で、対象者は地域住民など

2）対象・方法・評価法を考えよう（予備調査・予備試験は大切）

　研究方法がおおよそ決まったら、対象を何にするか、サンプル数は、評価は何にするかを考えてみよう。予備調査や予備実験（パイロットスタディ）を行うことをお勧めしたい。対象者は"男か女か両方か"、"若年者か成人か高齢者か"など迷う場合や、質問票の項目や健診項目を明確にし、絞りたい場合、サンプルサイズを決めたい場合、具体的な進行時間などの計画を行うにはパイロットスタディが必要である。参考までにいくつか例を挙げる。

1. 研究計画：研究をデザインする

(1) 質的研究

① 1対1の個別インタビューの場合：対象、年齢層、人数、質問項目の数などは事前に予備調査で検討しておく。

> **(例)「自立高齢者を対象とした"ことぶき大学"の受講生が、どのような健康情報を求めているのか知りたい」**
>
> 　事前に、研究の主旨と概要を説明し、主催者に許可を得る。
> 　つぎに、受講生に研究に関する説明を行い、協力の同意が得られた人（同意書に署名してもらうとよい）を対象とする。その際、個人情報や発言に関して機密厳守を誓約する。リラックスして自由に発言してもらえるような場所でインタビューを行っていく。最初は小人数でインタビューの練習をするとよいだろう。
> 　また、複数のインタビューワーで行う場合は、事前にインタビューの時間や内容などをよく打ち合わせておく。話はできるだけそのままの言葉で書きとる。自分勝手に意訳したり、要約したりしない。できれば、ボイスレコーダーなどで録音することの許可を得て、録音しておくとよい。後で非常に役立つ。分析に関しては後述する。

② グループインタビュー：グループの構成メンバーの編成が重要である。以下の例を参考にしていただきたい。

> **(例)「嚥下補助食品についての感想や意見を聞きたい」**
>
> 　数種の嚥下補助食品の質的評価をグループインタビューで行うとしよう。グループの構成メンバーは、高齢者、高齢者の家族、介護職員、栄養士、看護師または保健師、歯科衛生士、歯科医師、ケアマネジャー、医師などから5～7人程度のグループづくりをする。なるべく職種が偏らないようにする。同じ職種でも個人の意見が異なることが多いため、情報収集は1グループだけでなく2グループ以上、つまり、同じ職種から2名以上、別々のグループで話を聞くとよい。手順は個別インタビューと同様に、研究に関する説明を行い、協力の同意を得て行う。リラックスして自由に発言してもらえるような場所で行っていく。お茶を飲みながら行う場合もある。複数のグループで行う場合は事前に司会者間の打ち合わせをよくしておく。何について聞きたいのか？を確認しておこう。話がどんどん逸れてしまう場合は軌道修正を行う必要があるが、自分の考えている結果に誘導するようなことはしないようにする。

UNIT 4　問題解決の手順（さあ、計画を立てよう！）

>　また、できれば、ボイスレコーダーなどで録音することの許可を得て、録音しておいたほうがよいが、誰が発言したか、声だけではわからなくなってしまうことがある。そのため、話す前に名前か、仮の名前（A、B、C……など）を言ってもらう方法もあるが、話の流れが途切れてしまうことがある。そのため、筆記者は、発言の詳細を書きとれなくても、誰の発言かわかるように記録にとっておいたほうがよいだろう。
>　質的研究の大変なところは、収集した言葉を逐語で起こす作業である。グループのなかには積極的に発言し、グループを引っ張っていく人が出てくる。その人の言葉が比重的に大きくなりがちだが、あまり発言しない人の何気ないひと言やボソッと小さくつぶやいた言葉も聞き逃さず拾っていく。そのような言葉のなかに大切な内容が含まれていることがあるからである。

③自由記載の質問票：手書きの記載は面倒だと敬遠されがちで、記載者が偏る傾向がある。最近は、インターネットを使った調査なども多くある。もし、そのような手段が可能であれば、個人情報に気をつけたうえで依頼するのもよいだろう。
　何に関する対象者の考えや意見を情報収集するのか、記載された内容をどのように分析するのかを考えて、対象者数を設定していく。このとき、言葉の頻度数や内容を分類して分析するなどの方法がある。ただし、人によって記載量が大幅に違う場合は、調整が必要になる。

>（例）病院を受診した患者に、受診後に病院に関する感想・意見を収集する。
>　受付について、担当医について、会計について、トイレなどについてと少し方向性をつけておくとよい。

④マスメディア：新聞記事の場合、対象を全国紙か地方紙か、何社から集めるか、記事はどの欄やコラムかを決めていく。新聞や雑誌の記事情報については、費用がかかるが、イーエルネットや日経テレコン21などの検索コンテンツを利用すると、短時間に多くの情報を得ることができる。自分で調べる場合は、大きな大学や公立の図書館などで、過去の新聞記事を縮小して保存してあるところや、日本新聞協会、国会図書館の全国新聞総合目録データベースなどで調べてみよう。

>（例）3大全国紙の1998年から2008年までの家庭欄の健康情報で、キーワード：歯周病に関する記事の数と内容を知りたい。

1．研究計画：研究をデザインする

⑤近年は、テレビコマーシャルやネットでの検索も研究対象になっている。テレビ番組を録画し、コマーシャルの回数や時間帯、時間、キーワードなどを調査する研究もある。

> （例）
> 　○○年□□月〜△△月の全国放送（東京）土・日 PM7:00 〜 PM10:00 の時間帯で流れている歯科関連の健康情報番組とコマーシャルについて、その内容と回数について調査する。

（2）量的研究

量的研究には、技術的な訓練に時間がかかる基礎的研究や、何年も経過を追うコホート研究がある。しかし、卒業研究は時間に限りがある。よって、数か月で実施し、結果が出て、論文にできる研究であることが望まれる。そこで、以下に達成可能な研究計画について記載しておくので、参考にしていただきたい。

> **（例）歯ブラシまたは電動歯ブラシの歯垢除去効果の比較**
> 　歯（抜去歯か人工歯）の表面に人工歯垢を一様に付着させ、一定の条件で写真を撮っておく。数種の歯ブラシや電動歯ブラシを一定の時間と圧力でブラッシングさせる（均一の圧力をかける機械を使用）。残った歯垢の状態をブラッシング前と同じ条件で写真に撮り、除去された歯垢の面積を算出し、歯垢除去効果を比較する。同じ条件で3回以上行うことが望ましい。
> 　歯垢除去面積に関して、差の有無を統計学的に解析し、有意差検定を行う。

①基礎研究・動物実験：これらの研究には、細菌、細胞、試薬、材料や動物、および培養や測定機械を使用する。学生が行う場合は専門の研究施設のサポートを受けることが多いと思われる。これらの研究に関しては、サポート施設の指導者と研究計画について相談してみよう。

②臨床研究：ヒトを対象とする研究では、事前に倫理審査委員会の承認が必要な場合（学会発表や科学雑誌への論文投稿を行うなど）がある。申請の際には、研究計画の提出が求められる。倫理的配慮や個人情報保護についてはUNIT5を参照していただきたい。

学生の卒業研究として行う臨床研究では、臨床実習などで疑問に思ったことや、確かめてみたいことを研究テーマにする場合が多いようである。つぎの点を考慮して計画を立案してみよう。

　a．実態調査か、介入研究か？
　b．対象者は患者か、ボランティアか？
　c．サンプリングはどのようにするのか？期間は？
　　患者が対象の場合は、どの病院のどの科の患者か？
　　診療所では1つの診療所か、複数の診療所の患者か？

UNIT 4　問題解決の手順（さあ、計画を立てよう！）

　　　　いつからいつまでの期間か？全員か？、順番に番号をつけ、奇数か、偶数か、3の倍数か、ランダムサンプリングで選択するのかを考えていく。ボランティアの場合は、どこからリクルートするのか？同級生や知り合いに声をかけるのか？、性別、年齢、人数も考えてサンプリングする。

d. 意図的に結果が出そうな人だけをサンプリングしたり、後で結果がうまく出なかった人を勝手に除外したりしてはならない。

e. サンプルサイズはパイロットスタディの結果や、過去の論文データから計算するとよい。統計解析の本を参考にしたり、Web 上のサンプルサイズの計算を助けるサイトを利用してもよいだろう。実態調査ではおおよそ、100 人以上、介入研究では 20〜30 人以上必要となる。

f. 介入研究の場合は対象者を実験群と対照（コントロール）群に無作為に分ける。ランダムサンプリングが望ましいといわれている。対象者に番号をふり、第三者（コンピュータなども OK）に二群にわりふってもらう。どちらが実験群か、対照群か、実験者も対象者もわからないようにしておくといよい（二重盲検法）。

　　また、個体差を少なくしたい、対象者の人数が多く確保できないなどの場合は、交差法（クロスオーバー法）といって、同じ人が間を数週間から数か月あけて実験群と対照群の両方に参加する方法もある。データを入力、集計し、実験群と対照群との間に、仮説で設定した効果評価（アウトカム）に関して、有意な差がみられるか否かを検定する。

g. 分析データ：質問票データか？口腔内状況・口腔機能データか？
　　　　　　　質問票と口腔内状況を合わせたデータか？

h. データの入力方法と分析方法を考えて質問票、診査項目、Index などの評価項目を選択する。

（例）口臭を主訴として口臭専門外来を受診した患者の口臭と口腔内状況、生活習慣との関連性についての研究

　口臭専門外来に〇〇年△△月から□□月までに受診した新患を対象とする。口臭や生活習慣に関する質問票調査を実施する。これは担当の歯科医師と相談し作成する。歯科医師が行う口臭検査（官能検査、ガスクロマトグラフィーによる揮発性硫黄化合物濃度の測定）、う蝕状況（DMFT）、歯周組織状態（歯周ポケット、歯肉出血状況）、舌苔付着状況、唾液量など検査のデータを匿名化（質問票と同じ番号をふり、つけ合わせられるようにする）して情報提供してもらう。これらのデータを入力、集計、分析し、口臭を主訴として受診した患者の口臭と口腔内状況、生活習慣との関連性について分析する。この場合、いろいろな要因を総合的に調べたい場合は多変量解析を行う。

1. 研究計画：研究をデザインする

③疫学研究：ヒトを対象とした研究、対象者は学校、事業所、地域住民などを対象とする研究である。これに関しても、事前に倫理審査委員会の承認が必要な場合（学会発表や科学雑誌への論文投稿を行うなど）がある。一般的には横断研究が多いようだが、学校や保健センターで保健指導を行った効果を評価するなどの介入研究も考えられる。卒業研究でコホート研究を行うことは難しい。ただし、継続中や以前から行っているコホート研究のデータの一部の分析を研究テーマにする場合もあるだろう。その際は、そのコホート研究を行っている研究者に指導を受けるべきである。以下に横断研究の例を紹介する。

a. 差なし仮説か、差あり仮説かを設定する。
b. 仮説を証明するための評価法とサンプルサイズを計算する。一般的には二群で差あり仮説を行う場合が多いようである。横断研究や介入効果のアウトカム（outcome）を何にするのかが大切である。アウトカムは、一般につぎの3つに分類される。
　・臨床的アウトカム：各種検査値の改善度（薬剤による直接効果）、罹患率・死亡率・生存率（薬剤による長期的効果の指標）、合併症、感染症や副作用の発生率、緊急手術や処置の発生率等
　・患者由来アウトカム：患者の機能的健康状態、QOL（生活の質）、治療に対する満足度など
　・経済的アウトカム：医療費の変化、医療資源の使用状況など
c. 質問票の項目が多く、項目を厳選したい場合は、パイロットスタディの結果を主成分分析などで分析するとよい。質問票調査などの疫学研究は多変量で解析することが多いため、詳しい分析方法は専門書や統計に詳しい先生に指導してもらう。

3）結果の集計・分析方法はUNIT6、7で！

4）仮説は証明されたか、証明されなかったか、なぜかを考察しよう！

（1）仮説が証明された場合

参考文献から必要な部分を引用しながら、自分の研究結果に肉づけをしていく。また、今回の研究で証明できなかった部分や、研究計画上のリミテーション（限界）についても説明が必要である。そして、今後のさらなる研究の方向性を言及する。

（2）仮説が証明されなかった場合

仮説が証明されなかった場合は、過去の参考文献から証明されなかった論文の考察をよく読んで、理由を考えてみよう。研究デザインが悪かったのかもしれない。また、実際に仮説のような結果はありえないのかもしれない。仮説そのものが間違っていたのかもしれない。近年、ネガティブな結果を出すことも必要だといわれている。ネガティブデータが表に出ないことで、薬剤などの効果が過大評価されてしまうからである。理由をしっかり考察することも大切な研究である。

UNIT 4　問題解決の手順（さあ、計画を立てよう！）

5) 追加実験が必要な場合もある

　データを分析する際、欠損データが多くて、分析対象人数が大幅に減ってしまう場合がある。一番必要なのは、質問票の未回答部分をチェックし、その場で回答してもらうことだが、後で気がつく場合もある。せっかくの研究なのだから、できるだけ欠損データは少なくして、どうしても数が少ない場合や内容で追加調査が必要な場合は、追加実験や追加調査を行う。面倒だと思わず、自分の研究をより良くするためと考えよう。

MEMO

2. タイムスケジュールの作成

1) 提出期限を考え逆算する

　卒業論文には提出期限がある。それまでに論文を作成するためには、結果をいつまでに出すか、分析や追加実験や調査も考えて、少し早めに結果が出るようにする。そのためには、実験や調査をいつからいつまで行うのかを逆算する。開始の日どりが決まったら、それに間に合うように具体的な研究計画を立てていく。質問票や診査票作成、対象者の選定、協力者の依頼、材料や使用する機械の使い方の練習、できれば予備実験や予備調査などである。やらなければいけないことがたくさんあることから、スケジュール表を作成していくとよい。以下に参考例を記載する（ステップ1）。

2) 最初の研究は不完全であたりまえ、結果ではなくプロセスを学ぼう！

　卒業論文は学生にとって、初めての研究体験となる。教員も完璧な論文を期待しているわけではない。研究の結果ではなく、プロセスが大切である。指導教員に適宜、相談しながら進めよう。また、いろいろな事情でスケジュールが変更になることもある。そのつど、タイムスケジュールは変更していこう。

ステップ1　臨床実習での目的・目標のヒント！

○月○日　　○月△日～□日　　　○月　日～　日　　　○月　日～　日
論文提出 ← 論文査読（指導教員）← 論文原稿作成 ← 結果分析（指導教員と相談）
　　　　　　　　　　　　　　　　　　　　　　　　　　（追加実験・追加調査）

○月　日～　日　　　○月　日～　日　　　○月　日～　日　　○月　日～　日
←結果入力・集計 ← 実験（調査）期間 ← 質問票等作成 ← 対象者のリクルート
　　　　　　　　　　　　　　　　　　　　　　　　　（協力者との打ち合わせ）

○月　日～　日　　　　　　　　　○月　日～　日
← 使用物品の調達、使用機器の練習 ← 研究計画の作成（指導教員）←研究テーマ
　　　　　　　　　　　　　　　（予備試験・予備調査）文献検索

【参考文献】
1) David L. Morgan and Richard A. Krueger : The Focus Group Kit (Volumes 1,2,5,6), SAGE Publications, London, 1998.
2) 菅間真実：質的研究実践ノート—研究プロセスを進める clue とポイント，第1版，1章，2章，3章，医学書院，東京，2007.
3) 黒田裕子：黒田裕子の看護研究 step by step，第3版，3章，学習研究社，東京，2006.

UNIT 5

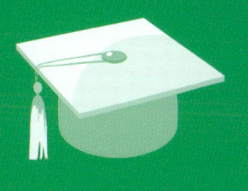

倫理的配慮と個人情報の保護を考える

UNIT 5

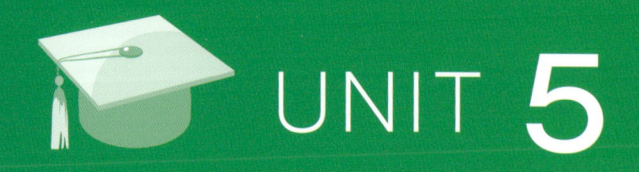

倫理的配慮と個人情報の保護を考える

1. 倫理（ethics）

　倫理とは、広辞苑によれば、「人倫の道（人倫とは人と人との秩序関係、転じて、人として守るべき道）」、「実際道徳の規範となる原理」とある。

　歯科衛生士になるための専門教育を受けている皆さんは、歯科衛生士としての倫理を理解し、実習などで実践できているだろうか。

　歯科衛生士の倫理とは、誇りと責任をもって、人格の形成、知識と技術の向上に努めるとともに、人間の価値を尊重するヒューマニティ（人道精神・博愛精神）をもって行動することである。

　歯科衛生研究においても、対象が患者であることが多く、倫理的な配慮ができるかどうかは、研究者の資質そのものにかかわる。専門家としての目線でなく、人間として当然に、相手の立場に立ってものを考え、謙虚な姿勢で臨むことが必要といえる。また、研究者が自由に研究を行い、その研究の内容や成果が社会の理解と協力を得るためには、つねに高い倫理性を維持し、研究における公正性の確保と社会に対する説明責任をまっとうすることのできる研究者の行動と姿勢が求められる。近年、研究データのねつ造（存在しないデータの作成）、改ざん（データの変造、偽造）、盗用（他研究者のデータや研究成果等を無断で使用）などの不正行為が問題となることが多く、歯科衛生士が研究を行ううえでも、倫理的、道徳的な研究プロセスの実施が必要かつ重要となる。

1）歯科衛生士の倫理

　1981年9月12日に社団法人日本歯科衛生士会では、創立30周年を記念して、「歯科衛生士憲章」を制定し、歯科衛生士の実践すべき目標を示した（図20）。

1. 倫理 (ethics)

図20 歯科衛生士の実践すべき目標（歯科衛生士憲章より）

- 私たちは国民の歯科衛生を担う者として誇りと責任をもって、社会に貢献する
- 私たちはつねに地域住民の立場を理解し誠実に業務を遂行する
- 私たちは社会の信頼に応えるようつねに人格の形成、知識および技術の向上に努める
- 私たちは関係法令を遵守し歯科保健医療の向上に寄与する
- 私たちはつねに歯科衛生士業務発展のため相互の融和と団結に努める

皆さんは、もうご存じであると思うが、歯科衛生士の法的義務についてもここに触れておく（図21）。

図21 歯科衛生士の法的義務

★「歯科疾患の予防および口腔衛生の向上を図る」（歯科衛生士法第1条）
　これは法的義務というより歯科衛生士の業務そのものであり、皆さんに与えられた使命である。

★「歯科衛生士は、正当な理由なく、その業務上知り得た人の秘密をもらしてはならない。歯科衛生士でなくなった後においても、同様とする」（歯科衛生士法第13条の6）
　秘密保持義務で、十分心得ておかなければならない。

★「患者との信頼関係を築き、良質な医療を提供すること」（医療法第1条の2と4）

2) 研究倫理の原則

(1) 人間を対象とする医学研究の倫理原則

①ニュルンベルグ綱領（Nuremberg Code）1947年

ナチスドイツ下では、医学実験の名のもとに残虐かつ非人道的な殺人と拷問が行われた。人権を無視したナチスの人体実験を裁くため、「ニュルンベルグ裁判」が開かれ、この判決文をもとに1947年にニュルンベルグ綱領がつくられた。

②ジュネーブ宣言（Declaration of Geneva）1948年

ヒポクラテスの誓いの倫理的な精神を現代にあわせて公式化した、医の倫理に関する規定であり、第2回世界医師会総会で採択された。その後、1968年から6回改訂が行われている。2017年の改訂では、主な変更として患者を中心としたスタンスへの転換が図られ、医療倫理の基本原則の1つである患者の自主尊重の原則や自己決定権といった患者の権利が掲げられた。また、新たにウェルビーイングという言葉も登場している。

③ヘルシンキ宣言（Declaration of Helsinki）1964年

ナチスの人体実験の反省から生まれたニュルンベルグ綱領を受けて、1964年にヘルシンキ（フィンランド）で開催された第18回世界医師会総会において、医学研究者がみず

UNIT 5　倫理的配慮と個人情報の保護を考える

からを規制するために提案し採択された医療規範がヘルシンキ宣言である。

1975年、「インフォームドコンセント」という言葉が用いられ、研究計画が「特別に設けられた独立の委員会」で審議されるべきこと、「本宣言の原則を満たしていない研究の投稿は受理されるべきではない」との文言が加えられた。2000年の大幅な改定では、医師だけでなく研究を行うすべての者が宣言を守るべき対象となり、また、人のみであった保護対象が人由来の物質、遺伝子、診療情報などにまで拡大された。

ヘルシンキ宣言自体は、法的拘束力をもたない医師・研究者による自発的なルールだが、現在、すべての医学・生物学研究者が守るべき倫理規範として国際的な地位を確立していて、各国において、この宣言を基盤とした法令の整備が進められている。つまり、この宣言は、人を対象とする医学研究において、被験者の健康や権利に対して、いかに配慮ができるかを示した倫理基準といえる。重要な基本原則が、以下の5つである（図22）。

2013年の改訂では、すべての臨床試験のデータベース登録公開の義務が拡大された。

図22　重要な基本原則

- 患者・被験者福利の尊重
- 本人の自発的・自由意思による参加
- インフォームドコンセント取得の必要性
- 倫理審査委員会による事前審査と監視
- 常識にしたがった医学研究であること

（2）「人を対象とする生命科学・医学系研究に関する倫理指針」

2003年に厚生労働省は、被験者の個人の尊厳および人権を守るとともに、研究者がより円滑に臨床研究を行うことができるよう、ヘルシンキ宣言の倫理規定を取り入れた「臨床研究に関する倫理指針」を定めた（図23）。その後、日本国憲法、個人情報の保護に関する諸法令および世界医師会によるヘルシンキ宣言等に示された倫理規範も踏まえ、「疫学研究に関する倫理指針」（2007年文部科学省・厚生労働省告示第1号）および「臨床研究に関する倫理指針」（2008年厚生労働省告示第415号）がそれぞれ定められてきた。

しかしながら近年、こうした指針の対象となる研究が多様化し、その目的や方法について共通することも多く、これらの指針の適用範囲がわかりにくい等の指摘があった。このため、これらの指針を統合した倫理指針として、2014年に「人を対象とする医学系研究に関する倫理指針」が定められた。この指針は、人を対象とする医学系研究の実施にあたり、すべての関係者が遵守すべき事項について定めたものである。さらに、個人情報の保護に関する法律等の改正により、個人情報の範囲の明確化、個人情報の適正な流通の確保、パーソナルデータの利活用ができる環境の整備等が図られたことなどを受け、研究における個人情報の適切な取り扱いを確保するため、指針の一部が改正された（2017年2月28日告示、同年5月30日施行）。主な改正点は以下の①〜③のとおりである。

①用語の定義の見直し

1. 倫理 (ethics)

②インフォームドコンセント等の手続きの見直し
③匿名加工情報および非識別加工情報の取り扱いに関する規定の追加

さらに、2021年に「人を対象とする医学系研究に関する倫理指針」は、「ヒトゲノム・遺伝子解析研究に関する倫理指針」と共通して規定される項目の記載内容を統一することにより両指針が統合され、新たに「人を対象とする生命科学・医学系研究に関する倫理指針」（文部科学省・厚生労働省・経済産業省2021年3月23日告示第1号、2022年3月10日一部改正）が制定された。

本指針では、「研究には、多様な形態があることに配慮して、研究者等は研究計画を立案し、その適否について倫理審査委員会が審査を行い、研究の実施においてすべての関係者は、この原則を踏まえつつ、個々の研究計画の内容等に応じて適切に判断することが求められる」とされている。

図23 「臨床研究に関する倫理指針」の主な内容

- 被験者の生命、健康、プライバシーおよび尊厳を守ること
- 研究計画書にインフォームドコンセントの手続きに必要な事項を記載すること
- 文書でインフォームドコンセントを受けること
- 科学的原則にしたがうこと

UNIT 5　倫理的配慮と個人情報の保護を考える

3）倫理的配慮の検討と倫理審査委員会

　歯科衛生研究を行うにあたり、研究者は、善意、誠実、公正、秘密保持という倫理の一般原則を遵守しなくてはならない。対象者への権利と尊厳における配慮は研究を実施するうえで最優先すべきことである。では、倫理的配慮として具体的にどうすべきなのかを順を追って述べてみたい。

(1) 研究にとりかかるとき（研究の科学性と倫理性）

　まず、研究目的については、とりかかる研究の意義や必要性を明らかにし、歯科衛生学の向上への寄与・貢献を目的とした研究でなければ、倫理的に問題があると考えられる。目的が決まったら、その目的が達成され、科学的に正しい結果が得られるように、研究計画書を作成しなければならない。

　この研究計画書、研究対象者への説明書、同意書、質問紙等審査に必要な書類を添付し、倫理審査申請書（様式1）（58頁図25参照）を倫理審査委員会に提出して、その承認を受ける（図24）。

図24　倫理審査の流れ

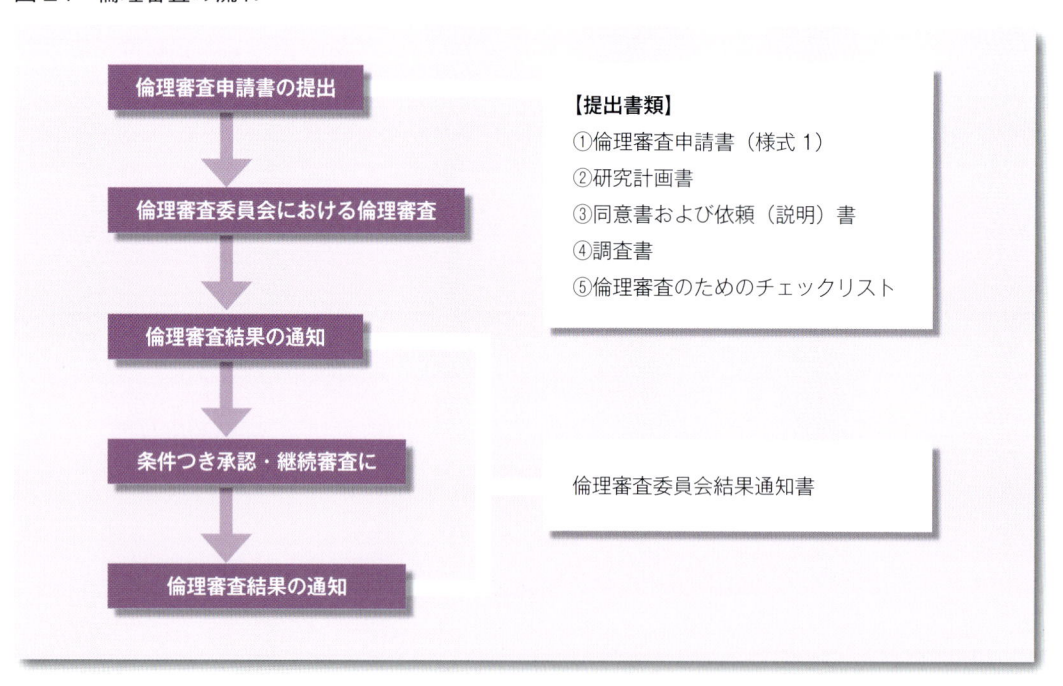

倫理審査申請書の提出
　↓
倫理審査委員会における倫理審査
　↓
倫理審査結果の通知
　↓
条件つき承認・継続審査に
　↓
倫理審査結果の通知

【提出書類】
①倫理審査申請書（様式1）
②研究計画書
③同意書および依頼（説明）書
④調査書
⑤倫理審査のためのチェックリスト

倫理審査委員会結果通知書

◆　**コラム**　「倫理審査委員会」　◆

　わが国の一般の臨床研究では、厚生労働省「臨床研究に関する倫理指針」にしたがって、被験者の人間の尊厳、人権の尊重その他の倫理的観点および科学的観点から調査審議するために、倫理審査委員会を設置している。臨床研究計画およびその実施状況が適正かどうかを研究計画書や被験者説明文書などの資料をもとに審査し、さらに、研究担当者の資質をも含めて適切かどうか判断する。

　倫理審査委員会は、「医学・医療の専門家、法律学の専門家等人文・社会科学の有識者および一般の立場を代表する者から構成され、外部委員を含まなければならない。また、男女両性で構成されなければならない」とされている。

1. 倫理（ethics）

(2) 研究対象者への配慮、尊厳

歯科衛生研究では、多くの場合、対象者が患者であり、その主目的である平穏な治療を保つために、患者の人権やプライバシーの侵害に関して、十分な倫理的配慮が必要となる。

対象者を選択する際に、本人の研究参加への意思決定が難しい場合や、弱い立場にある場合の調査には、とくに配慮・工夫（代理人による同意など）が必要となる。また、対象者が研究参加に同意した後でも、参加を中止したいと申し出があった場合には随時受け入れ、そのことで対象者に態度を変えたり、不当な扱いをしないこと、質問には常時応じる準備があることを説明しておく。

研究者は研究期間中、対象者を匿名で扱い、対象者に関する情報が研究者以外に漏れないよう配慮しなければならない。また、面接調査などでは、面接内容ができるだけ他に漏れないような場所や状況で行う必要がある。

(3) 研究結果の公表

研究結果は公表し、社会に還元することが大切だが、研究成果の公表にあたり、個人が特定できないように、また、得られた知識がその意味を歪められたり誇張されたりすることなく一般に広まるよう、報告方法に配慮しなければならない。

倫理的配慮におけるチェックリストの一例を示した（ステップ2）。このリストに沿って、確認を行ってみよう。

ステップ2　「倫理的配慮チェックリスト（社会福祉法人茨城県社会福祉協議会より改変）」

❶ 所属または関連機関に倫理委員会がある場合、研究を行うにあたりその承認を得たか
【該当せず・はい・いいえ】

❷ 論文等の作成にあたり、対象となる個人に研究の目的と内容について十分に説明して理解を求め、了承を得たか
【該当せず・はい・いいえ】

❸ やむをえず本人から了承が得られない場合は、代替となる手段をとったか（親や責任者による承諾を得るなど）
【該当せず・はい・いいえ】

❹ 対象となる個人の人権擁護のための配慮がなされているか（データ収集や処理、論文に紹介する際の匿名性の保障など）
【該当せず・はい・いいえ】

❺ 対象となる個人に対して行った倫理的配慮を本文または（注）に明記しているか
【該当せず・はい・いいえ】

❻ 論文は著者自身による原著論文か（原著論文とは他所に投稿中でない、あるいは公表されていない論文を指す。データの再分析が含まれるなど密接に関連する論文がある場合はその論文もあわせて送付する）
【はい・いいえ】

❼ 他者が作成した資料やデータ等を用いた場合、その出典は示されているか
【該当せず・はい・いいえ】

❽ 不適切あるいは差別的な用語や表現がないかチェックしたか
【はい・いいえ】

＜投稿者名：　　　　　　　　　　　＞

UNIT 5 倫理的配慮と個人情報の保護を考える

2. インフォームドコンセントについて

　インフォームドコンセントは、「説明と同意」と訳されているが、研究におけるインフォームドコンセントとは、「被験者となることを求められた者が、研究者等から事前に臨床研究に関する十分な説明を受け、その臨床研究の意義、目的、方法等を理解し、自由意思に基づいて与える、被験者となることおよび試料等の取り扱いに関する同意をいう（厚生労働省、2003）」と定義されている。

　その必要条件としては、自己決定に本人の目的意識があること、問題を十分理解していること、他人の支配を受けていないことが挙げられる。

　研究者は対象者に対して、①研究の目的、②研究方法、③研究の内容、④研究協力をすることによって生じうるリスク（危険・不都合）、⑤自由意思による参加と不利益なく参加を中止できること、⑥プライバシー保護に関する対策、⑦結果公表について本人への確認、⑧今後の問い合わせ先、などの内容を説明する。

　このとき、一般人である対象者に理解できるようなわかりやすい言葉と内容で、相手の理解の程度に合わせて、根気よく謙虚な姿勢で臨むことが必要である。また、拒否の権利も十分に保証しなければならない。内容④のリスクについては、対象者の予測できない心理的・精神的負担、ストレス等の説明に加え、研究者側がそのリスクを最小限にとどめる配慮について説明する。内容⑤では、研究参加の自由を保障することと、いつでも中止できることを告げる。とくに内容⑥でのプライバシー保護については、倫理的問題に対する配慮など細心の注意が必要である。対象者の私的情報への無断アクセス、対象者のプライバシー侵害につながるような、同意を得ずに行うデータ収集は避けなければならない。

　ここで、倫理的配慮に関する事例を示す（ステップ3）ので考えてみよう。

ステップ3　倫理的配慮に関する事例

【事例1】
　A歯科衛生士は、担当患者に1日の食事メニューについてアンケート調査のお願いをした。患者は、その日、つぎの用事を控え時間がなかったので「今日は、できません」と返事をしたところ、つぎの診療時からA歯科衛生士の対応が冷たく変わり、とても嫌な思いをした。

【事例2】
　患者が、A歯科衛生士による面接調査で「両親はともに糖尿病があり、入れ歯をはめている」ことを話したら、つぎの来院時に、B歯科衛生士にいきなり両親の糖尿病の程度を聞かれ、驚くとともに気分が悪かった。

> 基本的な配慮に欠けている。これでは、せっかく築いてきた患者との信頼関係も終わってしまう。そのようなことのないよう、十分な配慮と謙虚な姿勢を大切にしよう。

3. 個人情報の保護について

　前述のインフォームドコンセントの内容⑥のプライバシー保護に関する対策については、法的・倫理的にとくに重要である。ここで補足説明をしておく。

　「個人情報の保護に関する法律」は、IT社会の進展にともない、その利便性を享受するための制度的基盤として、2003年5月に成立し、公布され、2005年4月に全面施行されている。

　厚生労働省は、2004年に、「医療機関・介護関係事業者における個人情報保護の適切な取扱いのためのガイドライン」を取りまとめた。そのなかで、個人情報が研究に活用される場合の取り扱いについても言及し、法による義務等の規定は適用されないが、ガイドラインの内容に留意することを期待するとされた。

　さらに、「個人情報の保護に関する法律及び行政手続きにおける特定の個人を識別するための番号の利用等に関する法律の一部を改正する法律」が全面施行されることにともない、「医療・介護関係事業者における個人情報の適切な取扱いのためのガイダンス」が2017年4月14日に取りまとめられた。ガイドラインは、「個人情報の保護に関する法律」に沿って医療介護の現場の実務に当てはめた際の詳細な留意点・事例をまとめた内容であり、その考え方をより明確にするため、ルールや規律を定めるガイドラインとは区別し、ガイダンスとして整理された。このガイダンスは、「個人情報の保護に関する法律」を踏まえ、対象となる病院、診療所、薬局、介護保険法に規定する居宅サービス事業を行う者などの事業者等が行う、個人情報の適正な取り扱いの確保に関する活動を支援するための具体的な留意点や事例などを示すものである。なお、本ガイダンスの制定により上記ガイドラインは廃止された。

　研究者は対象者の個人情報が外部に流出しないよう厳重な管理が必要となる。研究データは、盗難・紛失等の防止に努め、不要となったデータは、そのつど破棄し、パソコンに入っているデータも十分に管理し、不要になったときには、確実に消去しなければならない。

　以下、具体例として主なものを挙げておく。

・知り得た個人情報・秘密を他人に漏らしてはいけない。
・パソコンのデータに関して、IDやパスワード等による認証を徹底する。
・結果公表のときに、当該個人情報から、氏名、生年月日、住所等、個人を識別する情報を取り除く。顔写真については、目の部分にマスキングする（データの匿名化）。
・症例や事例により十分な匿名化が困難な場合には、本人の同意を得る。
・データの開示、第三者への提供、特定された利用目的の達成に必要な範囲を超える場合には、本人の同意を得る。

　2020年4月の「個人情報の保護に関する法律」の改正では、個人情報漏えい発生時の報告義務、不適正利用の禁止など、個人情報取扱事業者の責務が追加された。漏えいや滅失、毀損が発生した場合、個人の権利や利益を害するおそれが大きい事態については、個人情報保護委員会と本人への報告が義務化されている。これを受けて、同年10月に「医療・介護関係事業者における個人情報の適切な取扱いのためのガイダンス」も一部改正された。

UNIT 5　倫理的配慮と個人情報の保護を考える

図25　実際に歯科衛生士養成機関の学生を研究協力者として行った臨床研究の例

様式1

　　　　　　　　　　　　　　　　　　　　　　　受付番号　※

　　　　　　　　　　　　　　　　　　　　　　　　　　●●年●月●日
　●●●●大学歯学部倫理委員会
　　委員長　●●　●●　殿

　　　　　　　　　　　　　　　　　申請者：所　属　●●●●講座
　　　　　　　　　　　　　　　　　　　　　職　名　●●
　　　　　　　　　　　　　　　　　　　　　氏　名　●●●●　　　印

倫 理 審 査 申 請 書

1. 審　査　対　象：　　㋑ 実施計画　　ロ 出版・公表原稿
2. 課　　題　　名：ラクトバチルス・ロイテリ配合ヨーグルトの齲蝕関連菌におよぼす影響に関する研究
3. 実　施　責　任　者：所属 ●●●●講座　　職名 ●●　　氏名 ●●●●
4. 実　施　分　担　者：所属 ●●●●講座　　職名 研究生　氏名 ●●●●
　　　　　　　　　　　（●●歯科衛生士専門学校）

5. 研究等の概要：

　　齲蝕関連菌として知られるミュータンスレンサ球菌（*S.mutans* と *S.sobrinus*）の唾液中のレベルや *S.mutans* と *S.sobrinus* による重感染は、齲蝕活動性に影響する重要な因子である。
　　乳酸菌の一種である *Lactobacillus reuteri*（ロイテリ菌）は、*in vitro* の研究でミュータンスレンサ球菌の発育阻止作用を示すことが報告されており、現在、齲蝕予防を訴求した製品としてロイテリ菌を含むヨーグルトが、我が国の一部の乳業メーカーから市販されている。こうしたヨーグルトの摂取が、実際に口腔内のミュータンスレンサ球菌の増殖を抑制するのであれば、齲蝕リスクを低下させるための歯科領域へのプロバイオティクスの応用として興味のもたれるところである。しかし、この製品には、味覚を良好にする目的で、生乳由来の乳糖以外にスクロースが添加されている。ヨーグルト製品を通じてロイテリ菌の応用を考える上で、原材料に使われる糖質の影響を検討することは意義があると思われる。
　　この研究では、ロイテリ菌のミュータンスレンサ球菌の抑制効果におよぼす糖質の影響をみるために、スクロースの添加されたロイテリ菌配合ヨーグルトをスクロース未添加のヨーグルトや甘味料をキシリトールに代替したヨーグルトと比較検討する。

3. 個人情報の保護について

6．研究等の対象及び実施場所
　in vivo 試験：●●市内の歯科衛生士教育機関の学生で本研究の主旨に同意の得られた者を対象に、ヨーグルトの試食を依頼する。唾液サンプルの分析は主に口腔衛生学講座の研究室で実施する。

7．研究等における倫理的配慮について
　(1) 研究等の対象となる個人の人権の擁護
　　本研究への協力は、強制せずに、被験者の意志を尊重して行う。また、研究に際しては、被験者の氏名等の個人情報は秘匿化し、研究中の被験者の情報管理を徹底する。

　(2) 研究等の対象となる者に理解を求め同意を得る方法
　　本研究の意義を、説明文書を用いて十分に説明し、被験者の理解を得る。

　(3) 研究等によって生ずる個人への不利益及び危険性と歯科医学上の貢献の予測
　　本研究では、分析サンプルが採取容易で侵襲性のない混合唾で、試食ヨーグルトも市販品をベースにしたものであるため、個人への不利益及び危険性はほとんど無いものと考えられる。
　　また、*Lactobacillus reuteri* 配合のヨーグルトによる *in vivo* でのミュータスレンサ球菌の抑制効果が確認でき、有効性の高い利用方法が提唱できれば、齲蝕のリスクを下げる歯科領域へのプロバイオティクスの応用とし、口腔衛生学的な観点から歯科医学に十分に貢献できるものと考えられる。

　(4) その他
　　特になし。

講座等の長の氏名・印　　　　　　　　　　　　　　●●●●　　　印

注1：審査の対象となる研究実施計画書や関連資料を添付すること。
注2：※印は記入しないこと。

UNIT 5　倫理的配慮と個人情報の保護を考える

様式2
研究への協力の同意文書

●●歯科衛生士専門学校
　　●●●●　殿

　私は、ラクトバチルス・ロイテリ配合ヨーグルトの齲蝕関連菌におよぼす影響に関する研究について、説明文書を受け、その方法、危険性、分析結果のお知らせ方法等について充分理解しました。ついては、次の条件で研究協力に同意します。

【説明を受け理解した項目　□にレ点を付けてください】
　□（例：遺伝子の分析を行うこと、抗体の検出など具体的に記入する）

□研究協力の任意性と撤回の自由　　　□研究成果の公表
□研究目的　　　　　　　　　　　　　□研究から生じる知的財産権の帰属
□研究方法　　　　　　　　　　　　　□研究終了後の試料等の取扱の方針
□研究計画書等の開示　　　　　　　　□費用負担に関する事項
□資料提供者にもたらされる利益及び不利益　□（その他各自申請者が必要事項を追加する）
□個人情報の保護

【研究終了後の試料等の取扱に関する条件】
　下記の同意される条件を示す文頭のカッコ内のいずれか一方に○印をつけ、署名して下さい。

研究協力するにあたり、本研究終了後の提供試料の取扱について、以下の条件で同意いたします。
　　（　）速やかに試料を廃棄し、本研究以外には使用しない。
　　（　）長期間保存し、将来新たに計画・実施される医学研究に使用してもよい。

　　　　　年　　　月　　　日
　署名（試料提供者の署名又は記名・捺印、代諾の場合は試料提供者の記名）
　　氏名＿＿＿＿＿＿＿＿＿＿＿＿＿＿＿＿＿印
　　代諾者の署名又は記名・捺印＿＿＿＿＿＿＿＿＿＿＿＿＿印
　　代諾者の場合、試料提供者との関係（関係　　　　　　　　　　　）
　　　（住所　　　　　　　　　　　　　　　　　　　　　）
　　　（電話番号　　　　　-　　　　-　　　　　　）

説明者の氏名及び職名　●●●●　●●歯科衛生士専門学校
説明者の署名又は記名・捺印＿＿＿＿＿＿＿＿＿＿＿＿＿＿＿印

同意撤回書

●●歯科衛生士専門学校　殿

研究課題
ラクトバチルス・ロイテリ配合ヨーグルトの齲蝕関連菌におよぼす影響に関する研究

私は、私の自由意思により、本研究参加の同意を撤回します。

年　　　月　　　日

住　所　_____

氏　名　_____　印

UNIT 5　倫理的配慮と個人情報の保護を考える

【参考文献】
1) 厚生労働省：臨床研究に関する倫理指針，2003.
2) 全国歯科衛生士教育協議会　監修：歯科医療倫理，第1版，医歯薬出版，東京，2002.
3) 日本看護協会：看護研究における倫理指針，2004.
4) 研究審査委員会　監修：聖路加国際病院臨床研究審査のためのガイドライン，2006.
5) 岡本和士　編集：看護研究はじめの一歩，第1版，医学書院，東京，2005.
6) 金澤紀子，武井典子，合場千佳子，岩久正明　編：歯科衛生研究の進め方　論文の書き方，第1版，医歯薬出版，東京，2007.
7) 藤田和夫　編集：これならできる看護研究，第1版，照林社，東京，2007.
8) 川村匡由，川村岳人：改訂　福祉系学生のためのレポート＆卒論の書き方，第1版，中央法規出版，東京，2005.
9) 文部科学省，厚生労働省：人を対象とする医学系研究に関する倫理指針，2014（2017一部改正）．
10) 個人情報保護委員会，厚生労働省：医療・介護関係事業者における個人情報の適切な取扱いのためのガイダンス，2017.
11) 文部科学省，厚生労働省，経済産業省：人を対象とする生命科学・医学研究に関する倫理指針，2021.
12) 栗原千絵子：ヘルシンキ宣言2013年改訂　−来る半世紀への挑戦．臨床薬理；45(2)：41-51，2014.

UNIT 6

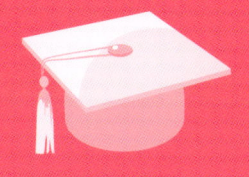

データの収集

UNIT 6

データの収集

1. データの収集方法

　卒業研究のためのデータの収集方法には、調査研究での質問紙、観察および面接、検査によるデータ収集、実験研究での実験を実施しデータ測定によるデータ収集、文献研究での文献検索によるデータ収集がある。また臨床研究においては、ある1つの症例を詳しく調査し、データ収集する症例研究がある。さらに、これらを組み合わせることによってデータを収集することもある。

1）調査研究におけるデータの収集
　調査研究は物事の実態・動向などを明確にするために調べることで、調査の方法により、アンケート調査（質問紙法）、面接調査、観察調査および検査がある。さらに人間集団における疾病の分布とその規定要因を研究するための疫学研究も調査研究に含まれる。
（1）アンケート調査によるデータ収集
　調査事項を質問形式にして用紙に印刷し、対象者に回答してもらうことでデータを収集するものである。表7に示すように、調査方法により、質問紙を直接本人に回答してもらう直接記入式調査と調査者が対象者に直接質問し、聞きとる面接式質問調査がある。また、直接記入式調査は、質問紙を配票し回答を回収する集合調査法と郵送によりアンケートを発送し回収する郵送法があり、面接式質問調査には、個々に面接して質問をし、回答を調査者が記入する直接質問法と電話で質問し回答を得る方法がある。さらに現在では、インターネットを用いた調査などもある。

1. データの収集方法

表7 アンケート調査方法の比較

	直接記入式調査		面接式質問調査	
	集合調査法	郵送法	直接質問法	電話による調査
方法	対象者が集まっている場所で質問紙を配付し、回答後回収する。	質問紙を郵送で配付し、記入後返信してもらう。	個々に面接して質問をし、回答を記入する。	電話で質問をし、回答を記入する。
メリット	コストが低く、回収率も高い。一度に多数の回答を得られる。	対象者の都合に合わせて回答することができる。遠方の対象者に実施でき、マンパワーは少ない。	質問の意味が理解しやすく、回答の信頼性が高い。回答の書き漏らしが少なく、回収率がよい。	直接面接できない遠方の対象者には便利である。
留意点	回答の書き漏らしが多くなり、回答の信頼性は低くなる。	費用がかかり、回収率が悪い。返信用の封筒を同封するなどの工夫が必要である。	マンパワーを必要とし、複数の調査員で行う場合には質問の仕方を統一すること。プライバシーにかかわる質問には回答しにくい。	対象者が回答しやすい時間帯を考慮する。複雑な質問や多くの質問には適さない。

(2) 面接調査法（インタビュー）によるデータ収集

面接者が直接対象者に会って観察あるいは質問して、データを収集する方法である。この方法は、調べたいことや疑問に思うことを直接対象者に質問することができるので、正確で詳細なデータを収集することができるのが特色である。とくに、読み書きができない子どもあるいは報告の能力が低下した病人を対象とした調査で有効であり、直接記入式の質問紙調査と比べると、相手に理解できるまで質問することができるので間違った受け取り方を防ぐことができる。また、詳細な意識や感情あるいは思考を聞くことができる。さらに、必要に応じて補足的なことを質問して調査することも可能である。短所としては、1人ずつ面接しなくてはならないので、時間と労力がかかることである。

(3) 観察調査によるデータ収集

対象者の行動を調査者の視覚で直接観察して、その実態を記録し、データを収集する方法である。対象者の行動そのものを研究者が直接に観察することによって得られる。状況を客観的に忠実に把握し、対象者のありのままの姿を正しく理解することができるのが長所であるが、一方では調査者の主観に左右された判断がなされたり、観察者によって判断が異なる可能性があるのが短所である。

(4) 検査によるデータ収集

基準に照らして、適・不適や、異常・不正の有無などを調べることを検査という。検査は口腔観察やスクリーニングテストなどによって対象者のいろいろな現象の有無や身体の特性などを確かめ、それを数量化してデータとする方法である。卒業研究のための検査法では、人間の能力や特性などを確かめるために各種検査を実施し、対象者の身体、知能、性格、学力、適性、環境、疾患リスクなどを測定し、その結果を数量化してデータ収集する。保健・医療分野における身体状況についての検査には、表8に示すように、一般臨床検査、血液学検査、生化学検査、免疫学検査、微生物学検査、病理組織検査、生体機能検査、内視鏡検査、画像検査がある。また、卒業研究でとくに用いられると考えられる口腔および口腔機能の検査を表9に示した。

UNIT 6 データの収集

表8 身体状況についての検査

一般臨床検査	尿検査、糞便検査、血液検査、喀痰検査、脳脊髄液検査、穿刺液検査
血液学検査	血球検査、凝固・線溶・血小板機能検査、造血能・溶血に関する検査、血液型・輸血関連検査
生化学検査	糖、タンパク、含窒素成分、脂質、生体色素、酵素、電解質、重金属、ビタミン、ホルモン
免疫学検査	感染免疫抗体、自己抗体、補体、免疫タンパク、アレルギーに関する検査、細胞免疫・食菌能検査、移植免疫、腫瘍マーカー
微生物学検査	病原体検査（塗抹標本の顕微鏡観察、培養法、同定法）
病理組織検査、細胞診	光顕・電顕標本、染色法
生体機能検査	呼吸機能、心機能、消化吸収機能、肝・胆道機能、膵機能、内分泌・代謝機能、腎機能、神経・運動機能
内視鏡検査	鼻咽腔内視鏡検査、顎関節内視鏡検査
画像検査	エックス線撮影（口内法、二等分法、平行法、咬翼法、咬合法）、パノラマエックス線撮影、エックス線造影撮影、単純・造影CT、単純・造影磁気共鳴画像（MRI）、磁気共鳴血管撮影（MRA）

表9 口腔環境および口腔機能の検査

口腔環境検査	歯・歯髄・根管の検査	透照診、温度診、化学診、麻酔診、切削診、歯髄電気診、インピーダンス測定検査、動揺度検査、カリエスリスクテスト、塗抹検査、細菌培養検査
	口腔清掃状態の検査	OHI、OHI-S、PHP、PlI、オレリーのプラークコントロールレコード（PCR）、舌苔スコア
	歯周組織の検査	PMA index、GI、BI、PDI、RussellのPI、CPI
	歯列、咬合の検査	DAI、ゴシックアーチ描記法、安静空隙利用法
	唾液・唾液腺の検査	唾液分泌能検査（ガム試験）、唾液成分検査、唾液シンチグラフィ、唾液細菌検査
	歯垢の検査	歯垢細菌、歯垢形成
口腔機能検査	咀嚼機能検査	咀嚼能力検査、咬合圧検査、咬合力検査、咬合音検査、筋電図
	下顎運動検査	下顎運動路検査、開口量・限界運動範囲の検査
	嚥下機能検査	水飲み検査（RSST）、嚥下造影検査（VF検査）、嚥下内視鏡検査（VE検査）
	言語機能検査	呼吸持続時間の測定、発声持続時間の測定、発語明瞭度検査、単音節復唱検査、パラトグラム検査
	鼻咽腔閉鎖機能検査	ブローイング検査、発声言語の聴覚判定
	味覚検査	電気味覚検査、濾紙ディスク法、点滴法（滴下法、全口腔法）
	皮膚知覚検査	痛覚検査、触覚検査、温度覚検査、二点間識別検査

1. データの収集方法

2) 実験によるデータ収集

　実験とは理論や仮説が正しいかどうかを人為的に一定の条件を設定し、確認する方法である。実験の結果を測定や分析あるいは観察することによってデータを収集する。

　この方法は、実験を計画し実施するので、まず研究のための仮説を立て、実験の目的、対象、方法、結果の評価方法を明確にすることが必要となる。とくに初学者にとって実験の手順を記述したプロトコールを作成することは至難の業であるので、卒業研究においてはそれぞれの専門分野における指導教官の助言が必要となる。

3) 文献研究における文献検索によるデータ収集

　文献研究とは、原著論文、著書、研究報告書、統計資料などから研究資料を探し、それらを比較・検討し、まとめることをとおして新しい知見を得る研究である。文献検索は文献研究に必要な研究資料を収集するために行う方法である。

　文献検索は、まずデータベース（MEDLINE や PubMed など）、検索誌、抄録誌、文献目録などの二次情報を用いることにより、研究に必要なオリジナルな研究成果である一次情報、つまり、原著論文、学会抄録、学位論文、各種研究報告書を探すのが一般的である。その他、ある項目、たとえば「フッ化物」について、ある一定期間のいくつかの新聞社の記事を丹念に調べ、どのような内容で、どれくらいの回数が取り上げられたかを調査することも文献研究の1つである（UNIT3 参照）。

4) 症例研究によるデータ収集

　事例研究（ケース・スタディ）ともよばれ、個人、家族、集団、町、企業などの1つの社会的単位を事例として取り上げ、その生活過程を社会的・文化的背景と関連させながら詳細に記述し、そこから一般法則を見いだしていく研究方法を症例研究という。保健・医療分野においては、個人を対象にしたある1つの症例を詳しく調査し、データを収集することをいう。症例をいくつか集めて報告する場合を症例集積（ケース・シリーズ）という。

UNIT 6　データの収集

2. アンケート調査（質問紙調査）

　アンケート調査とは、社会のさまざまな分野で生じている問題を解決するために、問題に関係している人々あるいは組織に対して同じ質問を行い、質問に対する回答としてデータを収集し、そのデータを解析することによって、問題解決に役立つ情報を引き出していくという一連のプロセスである。

　実際には、質問紙（調査票）を用いて、研究対象とする集団に対し、問題解決に必要な情報を得ることを目的に実施される。収集されたデータはさらに、データ解析が行われ、意味のある情報を引き出していくことが必要となる。現代では社会のさまざまな分野において情報を得るためにアンケート調査が行われているが、調査の基本的な方法、進め方、質問紙の作成方法などが未熟なために、集計する段階になって困ってしまうことが多々ある。こうならないためにも、アンケート調査の基本的な理論や方法を知ったうえで調査を実施する必要がある。

1）アンケート調査の進め方（プロセス）

　先に述べたように、アンケート調査を進めるうえでは、ある一定の手順に沿って実施される。表10に一般的なプロセスを示す。

表10　アンケート調査の一般的なプロセス

1. 研究目的および仮説の設定
2. 調査対象の設定
3. 質問紙（調査票）の作成
4. 予備調査の実施と質問紙の修正
5. 本調査の準備と実施
6. データの整理および入力
7. 調査データの解析
8. 論文の作成

（1）研究目的および仮説の設定

　これはアンケート調査だけに限ったことではないが、今回の研究で何を調べたいかという研究目的を明らかにすることである。研究は始める前に必ず明らかにしておきたい問題、主題、仮説がある。アンケート調査の目的としては、基礎的な統計資料の収集、問題発見のため、問題の原因あるいは関連要因を明らかにするため、問題の解決策を得るため、予測のためなどが挙げられる。また、その研究目的や仮説を解決するためにアンケート調査が本当に適しているかどうかを考える必要がある。

　卒業研究では時間や費用の制約があり、目的や仮説があまり大きいとあれもこれも調べて最終的に中途半端なデータ収集で終わってしまう可能性がある。そのため、研究目的や仮説をある程度絞り込むことも必要である。さらに、研究目的や仮説を立てるときはあらかじめ文献検索を行い、目的や仮説が間違っていないかを確かめるために情報を収集する必要がある。

2．アンケート調査（質問紙調査）

(2) 調査対象の設定

　研究目的を達成するために調査しなければならない対象集団を設定する。現実的には卒業研究において、それらの対象者をすべて調査することは不可能なので、標本抽出法や実際には時間や費用を考慮しながら、調査実施可能な対象者を決定する。また実際に調べる対象集団への交渉も事前に行う必要がある。

(3) 質問紙（調査票）の作成

　アンケート調査において質問紙を作成するということは、調査の成否にかかわるもっとも重要な作業の1つである。専門家が作成した質問紙ですら、集計の段階になって結局必要なかった質問項目や、逆に聞いておけばよかった質問項目がある。とくに後者が多いほど研究の質が低下してしまう危険性がある。質問紙の作成についてはさらに後述する。

(4) 予備調査の実施と質問紙の修正

　実際の調査を開始する前にできれば対象者と同じような人（数人）に作成した質問紙を実際に回答してもらう。もしそのような人がいない場合は、その研究にかかわっていない一般の人に質問紙を回答してもらう。このときに、回答にかかった時間、理解しにくい質問項目、回答の選択肢の適正などについて確認し、作成した質問紙を修正する。

(5) 本調査の準備と実施

　回答者や関係機関との事前の打ち合わせを行い、必要な場合には協力依頼状を作成し事前に渡しておく。また、調査に必要な調査票の印刷やコピー、または筆記用具などの調査に必要な用具を準備する。調査票や用具は、必要な数よりも多めに準備したほうがよい。調査の実施に際しては、事前に決めた実施方法にしたがって調査を実施する。多人数の対象者を一度に調査する場合は、できるだけ手伝いの人数を増やしたほうがよい。また、調査終了後に調査票の未記入や誤記入が見つかった場合に、修正することが困難である場合が多いので、可能な限り回答を回収した時点で質問紙をチェックすることが必要である。

(6) データの整理および入力

　アンケート調査は1回の調査で終了する場合もあるが、数回に渡って実施することもあり、調査期間が長くなる場合もある。回収した調査票は必ず調査日を記入し、整理番号をつけて毎回ファイルに綴じて整理しておく。

　アンケート調査の集計や解析は現在ではほとんどがコンピュータを用いて行われる。そのため、調査票はコンピュータ入力する。一般的には、表計算ソフトのExcel®（Microsoft）が使用されることが多いが、その他のものでも問題ない。ただし、この後行われるデータ解析で使用される統計ソフトとの相性を考慮して選択する必要がある。

(7) 調査データの解析

　データ解析については、UNIT7および8で解説する。

(8) 論文・報告書の作成

　論文のまとめ方については、UNIT9で解説する。

UNIT 6　データの収集

2）アンケート調査の回答方法の選択

質問紙の調査事項に対して対象者が直接記入して回答する方法と、調査者が質問して回答を記入する方法とがある。

(1) 対象者が直接記入する方法

対象者が直接記入する方法は、同時にたくさんの対象者に対して実施することができる。対象者が集まっているところで質問紙を配付・回収する集合調査法、調査紙を郵送し、返信してもらう郵送法などがある。対象者に質問内容が誤解されやすいため、いずれの場合にも質問紙を作成するときに、質問の意図を明確にし、回答方法に間違いや書き漏らしがないように説明書きをつける必要がある。

(2) 調査者が質問して回答を記入する方法

調査者が質問して回答を記入する場合は、対象者の言葉や文字に対する理解力や身体の状態をカバーすることができる。直接個々の対象者に面接して行う直接質問法と電話による調査法がある。調査者が複数になる場合には質問の仕方を統一しておくことが大切である。ただし、対象者ごとに質問しなければならないため時間と労力を要するのが欠点である。

3）アンケート作成時のポイント

(1) 調査の目的を明確にする

どのような集団に対して情報を集めたいのか、自分の作業仮説を証明するために何を調査し、調査することによって何を明らかにしたいのかをはっきりさせる必要がある。

(2) 質問項目を決める

調査の目的を意識して項目を考える。初めてアンケートを作成する人によくありがちなのが、あれも知りたい、これも知りたいということで、質問項目の数が多くなってしまうことである。もちろん、膨大な質問項目を考えて回答してもらうと意外な真実がわかるかもしれない。しかしながら、回答者への時間的な負担や労力、質問項目が多くなることによる回答精度の低下（回答がいいかげんになること）や疲れにより未記入の部分があったりする危険もある。そこで、まず最初に調査に関連のありそうな質問項目をすべて考え、その後で調査対象者や調査する場所を考慮して、仮説に基づいてある程度絞り込んでいく必要がある。

(3) 質問項目の表現に注意する

回答者が回答に迷ったり、困るような質問項目を作成しないようにする。とくに、以下に挙げることに注意して質問項目を作成する。

a. 回答者に質問の意味が伝わる範囲で、文章はできるだけ短くする。
b. 専門用語はなるべく避け、質問の意味が明瞭で、回答者にわかりやすくする。
c. １つの項目では１つの内容について質問する。
d. 否定文の質問はなるべく使わないようにする。
e. 回答を誘導するような質問は避ける。
g. 特定の感情を示すような質問は避ける。
f. プライバシーに配慮する。

2. アンケート調査（質問紙調査）

（4）回答形式を決める

　質問項目への回答方法には多肢選択法、評定法（順位づけ）、自由回答などがある。多肢選択には複数の選択肢のなかから1つだけを選ぶ単一回答法と、複数を選ぶ複数回答法がある。評定法にはある事柄に対して「はい」「いいえ」などの選択肢や「非常にそう思う」から「まったくそう思わない」までを何段階かに分けた順位づけした選択肢によって回答を求める方法である。自由回答法は、数値を記入してもらうものと、単語や文章を自由に記入してもらう方法がある。

　調査後の統計処理は単一回答法がもっとも簡単であり、自由回答法の文章を集計することがもっとも困難である。表11に質問の目的別にみた回答形式とその例を示した。

表11　質問の目的別回答形式

質問の目的	回答形式	質問の例	回答選択肢の例
①回答選択肢ごとに単独に質問する	二項選択回答形式（yes-no型）	あなたは解剖学を勉強してみたいと思いますか。	1　はい 2　いいえ
②同時に複数の回答選択肢を選ばせる	無制限複数回答形式	以下のうち、勉強してみたいと思う科目の番号に○をつけてください。○はいくつでも構いません。	1　解剖学 2　生理学 3　病理学 4　微生物学 5　薬理学 6　衛生学 7　栄養学
③ある程度反応の強い回答選択肢を知りたい	制限複数回答形式	以下のうち、勉強してみたいと思う科目を3つ選び、その番号に○をつけてください。	
④もっとも反応の強い回答選択肢を知りたい	多項選択回答形式	以下のうち、もっとも勉強してみたいと思う科目を1つ選び、その番号に○をつけてください。	
⑤回答選択肢を反応の強さによって順序づけたい	完全順位回答形式	以下の科目を勉強してみたいと思う順番に並べてください。	
⑥回答選択肢間での順序の関係をみたい	二項選択回答形式の組み合せ	衛生学と栄養学とでは、どちらを勉強してみたいですか。	1　衛生学 2　栄養学

（5）質問紙の構成（レイアウト）

　質問紙には表紙にあたるフェイスシートをつける。フェイスシートには、アンケート調査のタイトルを明示する。タイトルは質問の内容がイメージでき、回答に影響のないような包括的なものにする。また、どのような目的で行っているか、調査責任者の名前や所属を明記する。さらに、個人情報の保護（プライバシー）に関するデータの取り扱いについて、調査目的以外には扱わないことなども記載するとよい。フェイスシートは回答者自身の属性を明らかにするため、性別、年齢、職業など調査の目的に必要最低限の回答者の個人的属性の項目を入れる。以前は質問紙の最初のページにもってくる場合が多かったが、学歴や収入など回答者のプライバシーに触れる質問が多い場合には最後にもってくることがある。

質問紙の最後に、記入ミスや記入漏れに対する確認のお願いと調査協力への謝辞などを明記する。

質問紙のデザインと体裁で注意することは、回答する対象者の年齢に合わせ、文字の大きさ、行数、行間を工夫することである。たとえば、高齢者を対象とする場合には、文字を意識的に大きくする必要がある。また、相手が小学生の場合、難しい表現や漢字をなるべく避けることが必要である。その他、強調したいところや間違えそうなところにアンダーラインや強調文字を使用したり、1つの質問が2つのページにまたがらないように工夫することも重要である。さらに、質問紙が1枚で両面に印刷してある場合は、裏面があることを表面の最後に明記しておくことも必要である。アンケート調査は1回回収してしまうと、誤った回答や未記入の回答などを訂正することは困難である。できるだけ回答ミスを防ぐように質問紙を作成することが重要である。

3. サンプル数

調査や実験の場合、サンプル数をいくつにするかを研究の最初に決定しておくことが重要である。卒業研究の場合、日程や予算の制約だけで標本数が決まることが多いが、あまりにサンプル数が少ないと調査や実験の信頼性が低くなってしまう。表12にアンケート調査の場合の標本数と誤差の範囲を示した。また、実験の場合は、1つの群を5サンプル前後になるようにするのが一般的である。

表12 標本数と誤差の範囲

標本数	誤差の範囲
25	±20%
100	±10%
400	± 5%
2,500	± 2%
10,000	± 1%

4. データの種類

データの種類には行動や意識などの数量に置き換えられない質的データと数量で収集された量的データがある。これらをなぜ区別するかというと、データの種類によって後述する検定において、その用いる方法が異なってくるからである。表13には質的データと量的データの比較を示した。

1）質的データ

質的データは名義尺度と順序尺度に分類できる。名義尺度には、性別や血液型、疾患名などが挙げられる。これらは統計処理を行ううえでは数値にする必要があり、たとえば、男女の場合には、男を0、女を1として入力する。このように数値自体に意味がなく、名義的に数値を対応させるので名義尺度という。

順序尺度は、成績の優・良・可、満足度、治療の効果、好き嫌いなどが挙げられる。たとえば、満足度で1を非常に満足、2を満足、3を普通、4を不満、5を非常に不満とした場合、数値自体には満足度の意味はないが、数値の順序は満足度の順にならんでいる。このように順序のみに意味をもつものを順序尺度という。

2）量的データ

量的データは間隔（距離）尺度と比例（比）尺度に分類できる。間隔尺度は、知能指数や摂氏・華氏などのように個々の値が等間隔のものである。比率をとることには意味がないが、間隔に意味がある尺度である。比例尺度は、原点が決まっていて、比率をとることに意味がある尺度である。身長や体重のように絶対零点の意味があるものである。

表13　質的データと量的データ

質的データ			
名義尺度	単に分類するために整理番号として数値を割り当てたもの	数値が同じか違うかのみに意味があり、大きさに意味はない	例　血液型、性別、職業
順序尺度	順序には意味があるが間隔には意味がない数値を割り当てたもの	大小比較は可能であるが、間隔や比率には意味がない	例　よく食べるおやつの順位、洗口剤の好き嫌いの順位

量的データ			
間隔尺度	目盛りが等間隔になっているもの	和差には意味があるが比率には意味がない	例　試験成績、温度（摂氏・華氏）
比例尺度	等間隔にも比率にも意味があり、原点(0)が定まっているもの	和差積商の計算が自由にできるもの	例　身長、体重、温度（絶対温度）

UNIT 6　データの収集

5. データの集計

1）データの点検・整理

　調査や実験が終了してデータが回収されてもすぐに解析に進むことはできない。その前に回収されたデータの点検を行う必要がある。アンケート調査の場合は、記入された回答に不明確なところはないか、記入しなければならない回答に無回答はないか、単一回答形式なのに複数に回答しているものはないかなど、収集されたすべての質問紙についてチェックする必要がある。また、実験データの場合は、1つの測定値だけが他の測定値よりかけ離れていないかなどをチェックする。実験データの場合は、再度測定することができるが、アンケート調査の場合、再度同じ人に聞くことは困難である。そのため、点検によって出てきた誤った回答を除外するか、その質問紙自体を無効とするのかなどのルールをあらかじめ決めておかなければならない。

2）入力フォーマットの作成

　現在ではコンピュータを使ってデータを解析するために、調査データをコンピュータに入力するという作業が必要になる。データを入力する前に入力するためのフォーマットを作成しなければならない。入力フォーマットとは、入力するための規則を決めることであり、利用するソフトウェアによっても異なってくるため、使用するソフトの使い方を熟知する必要がある。

3）入力の方法

　入力フォーマットが作成されたら、調査データを入力していく。調査データを入力する場合には、キーの打ち間違いなどの入力ミスをしないように注意する。1人でデータを入力する場合には、すべてのデータを入力し終わってから必ず再度点検を行う。この場合、データをプリントしたものを使用して、元のデータを再確認するとよい。また一度入力したデータを再度入力し、1回めと2回めとが一致すれば、そのデータが正しく入力されたと判断する方法（ベリファイ）もある。この場合は、ソフトのチェック機能を使用して、入力の異なったところを表示させ、その部分について再度確認する。1人で入力する場合は、同じところを再度間違う可能性もあるので、ベリファイは、2人で入力することによってさらに入力の精度を高めることができる。

　つぎに、質問紙のレイアウトの参考例（図26）と入力方法の例（図27）を示す。

5. データの集計

図 26　質問紙のレイアウトの参考例

```
　No.1　　　← ID 番号　　　　　　　　　　　　　　　回答日 2011 年　2　月　7　日

あてはまる番号に○をつけてください。　　　　　　　　※アミカケは図 27 質問紙の
　　　　　　　　　　　　　　　　　　　　　　　　　　　入力方法の例に対応。

問 1　年　齢　　72　　歳　　　　　　　　　　　　　そのまま数値を記入　＜例＞「72」

問 2　性　別　　1　男　性　　②　女　性　　　　　　男性「1」女性「2」

問 3　ご自分の歯が 1 本でもありますか（治療した歯および現在治療している歯も含みます）。
　　　①　ある　　　2　ない　　　　　　　　　　　　ある「1」ない「0」

問 4　歯磨きの回数は 1 日に何回ですか（入れ歯磨きも含む）。　　回数をそのまま　＜例＞「2」
　　　1日　　2　　回

問 5　かかりつけの歯科医院はありますか。
　　　　1　ある　　　②　ない　　　　　　　　　　　ある「1」ない「0」

問 6　取り外しのできる入れ歯を使用していますか。
　　　①　使用している　　　　　　　　　　　　　　使用している「1」
　　　2　使用していない　　　　　　　　　　　　　使用していない「2」
　　　3　持っているが使用していない　　　　　　　持っているが使用していない「3」

問 7　現在お口のことで気になる事がありますか（複数回答可）。
　　　　1　特にない　　　　　　　　　6　口のにおいが気になる
　　　②　歯と歯の間に食べ物がはさまる　7　口をあけるとあごがゴリゴリ音がする
　　　　3　歯が痛んだり、しみたりする　⑧　入れ歯が合わない
　　　　4　歯ぐきが腫れたり、血が出たりする　9　歯並びが気になる
　　　⑤　歯がグラグラする　　　　　　10　その他

　　　　　　　　　　　　　　　　　　　　　　　　　選択したものに「1」
　　　　　　　　　　　　　　　　　　　　　　　　選択していないものには「0」
　　　　　　　　　　　　　　　　　　　その他はそのまま入力　＜例＞「口が渇く」
　　　　　　　　　　　　　　　　　　すべて未回答の場合には「空欄」または「.」

問 8　歯科医院を選ぶ基準の中で、重要だと思うことに 1 位から 3 位までの順位をつけて下さい。
　　　［ 1 ］ 1　通院しやすい場所（近所にある、交通の便がよい　など）
　　　［　］ 2　時間がかからない
　　　［　］ 3　緊急時も対応してくれる
　　　［　］ 4　むし歯や歯周病の予防に熱心である
　　　［　］ 5　希望すれば往診（家まできて）で歯の治療をしてくれる
　　　［ 2 ］ 6　よく説明してくれる
　　　［ 3 ］ 7　相談しやすい
　　　［　］ 8　口コミ、うわさなどで良い歯科医院と評判がある
　　　［　］ 9　その他（　　　　　　　　　　　）

　　　　　　　　　　　　　　　　　　　　　　　1 位「1」、2 位「2」、3 位「3」と入力
　　　　　　　　　　　　　　　　　　　　　　選択されていないものには「0」
　　　　　　　　　　　　　　　　　　すべて未回答の場合には「空欄」あるいは「.」

※未回答の場合の入力は統計処理に用いるソフトによっても異なる。
```

UNIT 6 データの収集

図 27　質問紙の入力方法の例

　質問紙調査を実施し、データを収集したら、Excel® などの表計算ソフトを使用してデータを入力し、集計のための準備をする。

1）回収した質問紙に通し番号をつける（ID 番号）

　　回収したらまったくの白紙を除いて、逐一番号を記入していく。あらかじめ質問紙の上部空白に番号枠をつくっておくとよい。回収枚数／配付枚数＝回収率（％）を算出する。

2）コーディング

　　回答されたデータを数値に置き換えて入力することをコーディングという。

　　Excel® で集計フォーマットを作成し、コーディングしたデータを入力する。

　　集計フォーマットは上部の行に変数名（問番号や選択肢）を入力し、左端縦列に ID 番号を入力する。回答者個々のデータを 1 人分ずつ横方向に入力していく。

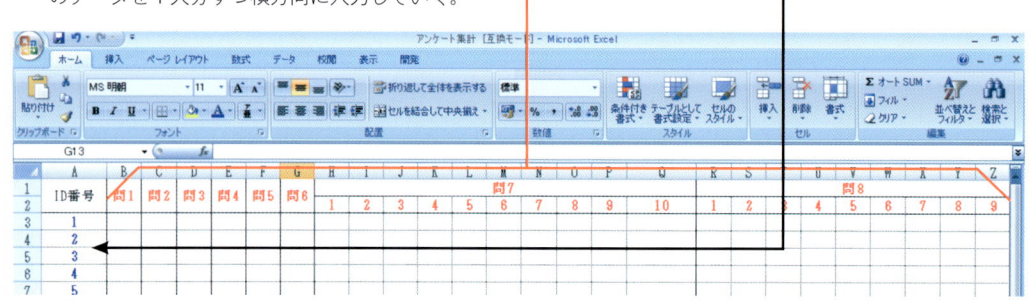

（1）該当する数値をそのまま入力する。＜例＞問 1、4

　　　問 1　年　齢　　　72　　　歳

（2）カテゴリー（グループ）データは便宜上それぞれのグループに数値を割り当てて、入力する。＜例＞問 2

　　　問 2　性　別　　1　男　性　　②　女　性

（3）単一回答法ではいくつかある選択肢の中から選択肢に割り振られた数値をそのまま入力する。

　　　＜例＞問 3、5、6

　　　問 3　ご自分の歯が 1 本でもありますか。（現在治療している歯も含みます）

　　　①　ある　　　　2　ない

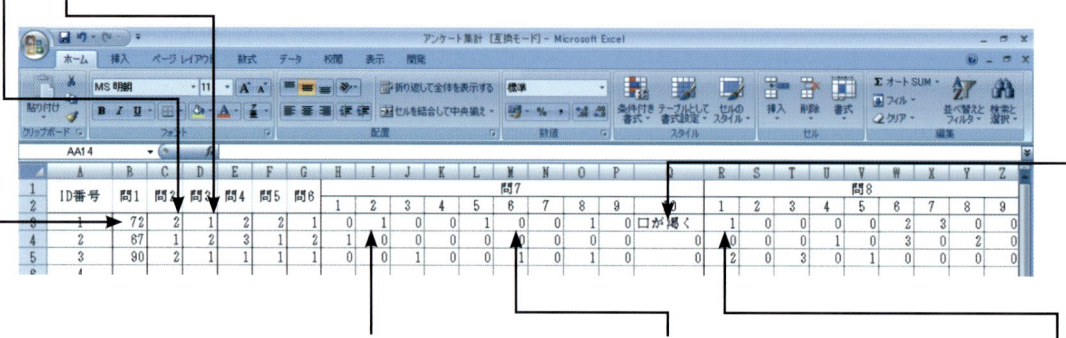

（4）複数回答法では選択したものに「1」を選択していないものには「0」を入力する。未回答を「空欄」あるいは「．」として、「0」と区別する。その他として自由に記入する欄をつくった場合には、内容がわかるように文字で入力する。

　　　＜例＞問 7

（5）順位回答法では回答した順位をそのまま入力する。＜例＞問 8

　　　［1］1　通院しやすい場所（近所にある、交通の便がよい　など）

5. データの集計

【参考文献】
1) 辻 新六, 有馬昌宏：アンケート調査の方法 ―実践ノウハウとパソコン支援―, 第1版, 朝倉書店, 東京, 1987.
2) 青井和夫 監修, 直井 優 編集：社会調査の基礎, 第1版, サイエンス社, 東京, 1983.
3) 飽戸 弘：社会調査ハンドブック, 第1版, 日本経済新聞社, 東京, 1987.
4) 杉原直樹：第2章 疫学, 松久保 隆, 八重垣 健, 前野正夫 監修：口腔衛生学2010, 第1版, 79-111, 一世出版, 東京, 2010.
5) 山田 覚：医療・看護のためのやさしい統計学 基礎編, 第1版, 東京図書, 東京, 2002.
6) 藤田和夫 編集：これならできる看護研究, 第1版, 照林社, 東京, 2007.
7) 歯科衛生士卒業研究検討会 監修, 今木雅英, 吉田幸恵, 畠中能子 編：わかりやすい歯科衛生士学生のための卒業研究ガイドブック, 第1版, ドラッグマガジン, 東京, 2007.

UNIT 7

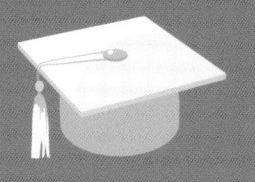

収集したデータから
解決策を見つける手段

UNIT 7

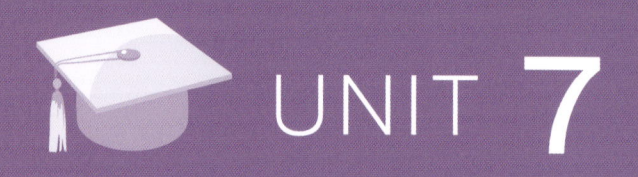

収集したデータから解決策を見つける手段

1. データ解析の基礎知識

1）母集団と標本の考え方

　本来調べたい集団を母集団、調査や実験などにより、実際に調べる集団を標本という。図28に母集団と標本の考え方を示した。たとえば、歯科疾患実態調査の場合、本来は日本人の口腔内の状況を調べたいが、すべての日本人を調べることは現実的には不可能なので、日本人のなかから一部分だけを選び出し、その人たちだけを調査する。このときの母集団は「日本人」であり、標本は「調べるために選び出した人たち」ということになる。また、このときに母集団から調査する人を選び出すことを標本抽出といい、その方法を標本抽出法という。表14に代表的な標本抽出法を示した。人口統計などでは、日本人すべてを調査することもあるので、母集団をすべて調査する方法を全数調査、標本を調査する方法を標本調査といっている。ただし、実験は繰り返すことによって無限に行うことができるため、全数調査は不可能であるので、得られたデータが標本ということになる。

　統計学では、正しく標本抽出を行えば、標本は母集団を反映する（標本が母集団と同じ構造となっている）と考える。後述する推定と検定の考え方は、母集団と標本の考え方に基づいて行われている。

2）統計計算ができること

　統計を用いてできることには、統計学的推定、統計学的仮説の検定、統計学的モデルの構築の3つが挙げられる。

（1）統計学的推定

　私たちは実験または調査を行って得たデータから何を求めようとしているだろうか。それはデータそのものから得た平均や百分率だけでなく、データの背後にあるもっと大きな集団、すなわち先述した母集団についての平均や百分率などを求めたいのであり、これをすることを推定とよぶ。つまり、実験や調査は、母集団を推定するために、標本データを調べているのである。

1. データ解析の基礎知識

（2）統計学的仮説の検定

標本データで観察された差が偶然生じたものか否かを見きわめるのが検定である。たとえば、日本人の20歳の男性100名と女性100名の身長データを比較した場合、標本データでは男女間の平均に10cmの差があったとしよう。この場合、日本人すべての20歳の男性と女性で身長の差はあるといえるのだろうか。これを明らかにするのが検定である。

検定は、観察された標本の値から、母集団の当該項目の値が特定の値と異なっているか、観察された2つ以上の標本の値から、それぞれの母集団の当該項目の値が異なっているか、ということを推論するものである。

（3）統計学的モデルの構築

統計学的モデルの構築は、調査や実験によって得たデータから構築した数学モデルにどの程度適合しているかを計算している。もっとも一般的なモデルは、後述する線形回帰や多変量解析とよばれる統計手法である。

図28　母集団と標本

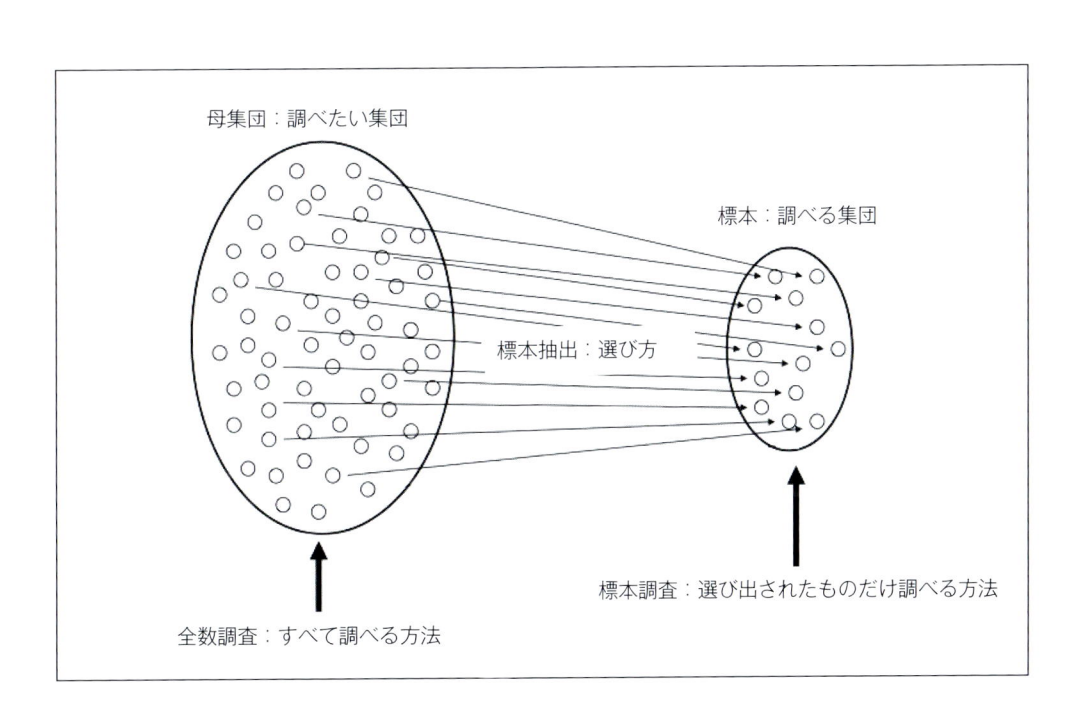

表14　標本抽出法

1．有意抽出法	調査者が経験により、母集団より標本抽出を行う方法。客観性に欠け、調査者によりかなりの差を生じる可能性がある。
2．無作為抽出法	デタラメの原理によって標本を選ぶ方法である。実際には、くじ引き、サイコロ、乱数表などを利用して主観を排除した標本抽出を行う。 ①単純無作為抽出法：くじ引きや乱数表などから標本を抽出する方法である。 ②等間隔抽出法（系統抽出法）：一連番号の抽出単位のリスト（たとえば学籍番号と名前）がある場合、はじめに抽出単位のみ乱数表などの単純無作為抽出を行い、あとは自動的に同じ間隔で抽出していく方法である。 ③層化抽出法：母集団をあらかじめいくつかの層（階級）に分けて各層別に任意抽出を行う方法であり、世論調査などに用いられる。 ④多段抽出法：標本抽出を2回以上繰り返して抽出する方法である。大規模な母集団の標本抽出に利用される。

UNIT 7　収集したデータから解決策を見つける手段

2. 統計学の役割

　ほとんどの卒業研究において、データを解析する際に、統計学が用いられている。どのような目的で統計学が用いられているかを示したのが表15である。

1) 結果の要約

　ページ数の制約を受けることが多い卒業研究では、個別のデータをすべて報告書や論文に載せることは不可能である。とくに測定項目やアンケート項目が多数ある場合には、データの要約をしないと規定ページ内に収まらない。このために、平均値や標準偏差あるいは標準誤差といった標本データの特徴を要約して表す統計学上の値である要約統計量を用いて結果を示すことになる。

2) 結果を判断する材料

　先の要約統計量を計算することによって、結果をある程度判断することができるし、さまざまなグラフを表示することによって結果についての情報が得られる。また、推定や検定を用いることにより、結果を記述することができる。このように、統計学を用いることによって研究結果を判断する材料を提供することができる。

3) 結果の一般化と標準化

　たとえば、調査や実験で得られたデータから何らかの傾向や差がみられたとする。前述のとおり、この傾向や差が偶然生じたものか否かを判断するのが検定である。とくに、研究の初めに仮説がある場合などは、研究者は自分の仮説どおりの結果が出てほしいと思うあまり、データの見方が主観的になりやすい。そこで、検定を用いることによって実験者の単なる主観ではなく、結果を客観的に評価することができる。

4) 効率的な実験の構成

　統計学は結果が出てから用いるのでなく、調査や実験データを集める前から用いることが効果的である。たとえば、調査する人数をどの程度にするか、実験する回数をどの程度にするかなど、例数を決定する際に用いることができる。

表15　卒業論文を行うにあたっての統計学の役割

1．結果の要約：平均値、標準偏差、標準誤差など
2．結果を判断する材料の提供：平均値、標準偏差、ヒストグラム、箱ヒゲ図、散布図など
3．結果の一般化と標準化：検定
4．科学的で効率的な実験の構成：実験デザイン、個体数

3. データの解析

1) データの特徴をみる

調査や実験を行ってデータを得たときに、まず最初に行う解析は、得られたデータの特徴をつかむことである。この目的のために用いられるのが、度数分布表、ヒストグラム、箱ヒゲ図である。

(1) 度数分布表とヒストグラム

調査や実験で得られたデータを一部ずつまとめて整理した表である。集団における事象の分布の特徴をつかんだり、統計的な操作を加えたりするために作成され、集団を特徴的なカテゴリー（地域、年齢群、年収など）について分け、その分布状態を知りたいときに用いる。

表 16 は、20 歳の女性 50 名の体重データを度数分布表にしたものである。データの測定値を一定間隔をもったいくつかの級に分け、この級を小さいものから大きいものの順に並べ、これに該当する人数または個数（これを度数という）を示したものを度数分布表という。ここで一定間隔を級間隔といい、級間隔の真ん中の値を中央値という。また、累積度数とはもっとも小さい級からその級までの度数の合計を示しており、累積相対度数はその級まで累積度数の割合を示したものである。

ヒストグラムとは、度数分布図ともよばれ、度数分布表を図として表したものである。表16-2 をヒストグラムとして表したのが図 29 である。データ、度数分布表、ヒストグラムを比較するとわかるように、データをそのままみるよりも、度数分布表でみたときのほうが明らかにデータの散らばり具合、つまり分布がはっきりわかる。ヒストグラムにすると度数分布表でみるよりもさらに視覚的にデータの分布がわかりやすくなっている。

表 16-1 20 歳女性 50 名の体重のデータ

68	49	43	54	54	47	45	48	51	53
52	54	50	50	52	51	63	64	49	45
58	56	57	53	46	61	50	45	49	60
48	54	55	53	54	48	65	49	58	53
57	47	57	47	54	50	54	58	47	46

表 16-2 度数分布表

級	中央値	度数	累積度数	累積相対度数(%)
43～45	44	4	4	8.0
46～48	47	9	13	26.0
49～51	50	10	23	46.0
52～54	53	13	36	72.0
55～57	56	5	41	82.0
58～60	59	4	45	90.0
61～63	62	2	47	94.0
64～66	65	2	49	98.0
67～69	68	1	50	100.0

図 29 ヒストグラム

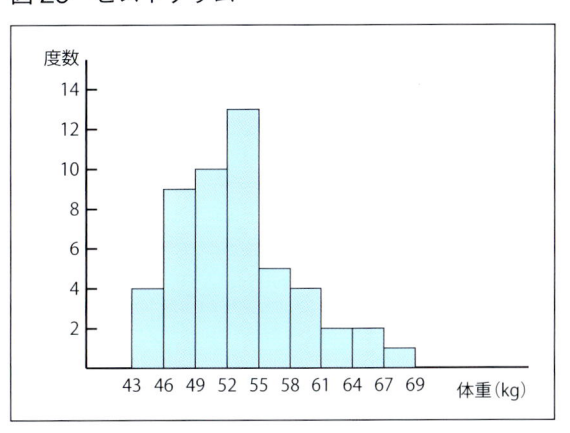

UNIT 7　収集したデータから解決策を見つける手段

(2) 箱ヒゲ図

データ分布を表示する方法として、ヒストグラムとともによく用いられる。すべてのデータを大きさの順に並べたときに、全体のデータの一定の割合が含まれる範囲を長方形の箱として図示する（図30）。図に示すように、左図では箱の中の線が平均値を表しているのに対して、右図では中央値を示している。また箱の位置を水平に表すものもある。このように箱ヒゲ図にはいろいろなタイプがあるので注意することが必要である。とくにコンピュータソフトで箱ヒゲ図を作成する場合は、それぞれの線の値が何を表しているのか、ソフトのマニュアルで確認することが必要である。

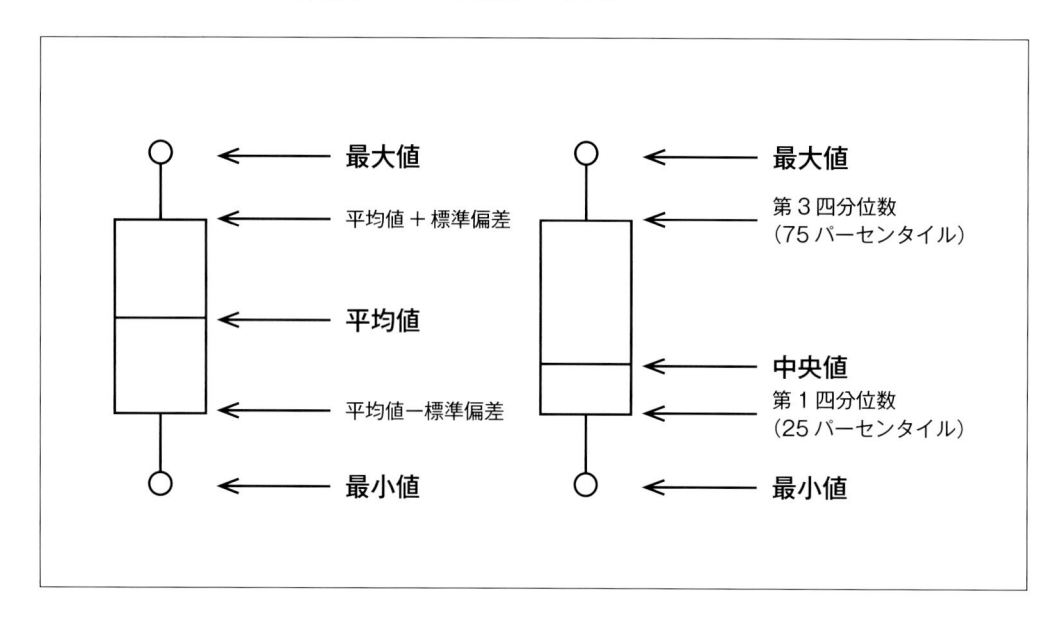

図30　箱ヒゲ図

左図の箱ヒゲ図：最大値、平均値＋標準偏差、平均値、平均値－標準偏差、最小値

右図の箱ヒゲ図：最大値、第3四分位数（75パーセンタイル）、中央値、第1四分位数（25パーセンタイル）、最小値

2) 代表値

1つの値でデータ全体の中心的な位置を示すものを代表値とよぶ。標本データの特徴を客観的に示す重要な値であり、研究結果を要約する場合に用いられる。平均値（ミーン）、中央値（メディアン）、最頻度（モード）、百分位（パーセンタイル）などが挙げられる。代表値は目的に応じて決める。

(1) 平均値（ミーン：mean）

ある集団を代表させる値としてもっとも一般的なもので、標本から得られた値の合計を標本の個数で割ることで計算される。度数分布の重心の位置を表している。標本データの値のすべてが計算に使用されていて、十分に標本のもつ情報を利用していること、計算が難しくないこと、意味が比較的わかりやすいことなどにより、もっともよく使われる。ただし、名義尺度や順序尺度には用いない。また、平均値は外れ値に大きく影響を受けるので、データ分布が偏っている場合には注意が必要である。

(2) 中央値（メディアン：median）

それぞれの標本データを大きさの順に並べたとき、ちょうど中央に来る値を中央値または中位数という。標本データが偶数の場合には、中央の2つを足して2で割ったもの（中央の2つの値の平均値）が中央値となる。標本データの50％点である。各データにそれほど左右されない。すなわち、異常値に左右されない。中央値は順序データ、離散または連続データに用いることができる。

3. データの解析

（3）最頻値（モード：mode）

頻度がもっとも多い観察値、いい換えれば、もっともたびたび現れる値のことである。すべてのタイプのデータに対する要約尺度として用いられるが、質的な分類をするときなどによく用いられる。

（4）百分位（パーセンタイル：percentile）

標本データを大きさの順に並べたときに、全体を100％とすると、ちょうど下から25％めにあたる値を、25パーセンタイル値（％-ileと書く）または第一四分位数、75％めにあたる値を、75パーセンタイル値（第三四分位数）、中央値は50パーセンタイルとなる。順序を決める目安となるので、分布がゆがんでいたり、かなり飛び離れた値をもつときに代表値として使われる。しかし、順序だけで定まる代表値なので、偏りがひどいと平均値などとは、かなりかけ離れた値となる。

3）散布度（ばらつき）

平均だけでは、その標本データの特性を完全に表わすことはできない。図31は同じ学年のAクラスとBクラスで、同じテストをしたときの点数の分布をヒストグラムで表したものである。AクラスもBクラスも代表値である平均値（平均点）は55点とまったく同じであるが、分布が意味するところはまったく違う。つまり、Aクラスは点数の悪い者から良い者まで幅広く分布しているのに対して、Bクラスは大部分が平均点のあたりに集中しており、点数の悪い者や良い者がいない集団である。矢印が示すように、AクラスはBクラスに比較して点数のばらつきが大きいといえる。このように、平均値だけでは分布の特性を表すことができないので、ばらつきの目安である散布度を用いる。

散布度は、平均から各値がどれくらい離れているかを示すものであり、範囲、四分位偏差、分散、標準偏差、標準誤差、変異係数などがある。ここでは、卒業研究でしばしば用いられる範囲、分散、標準偏差、標準誤差の4つについて説明する。

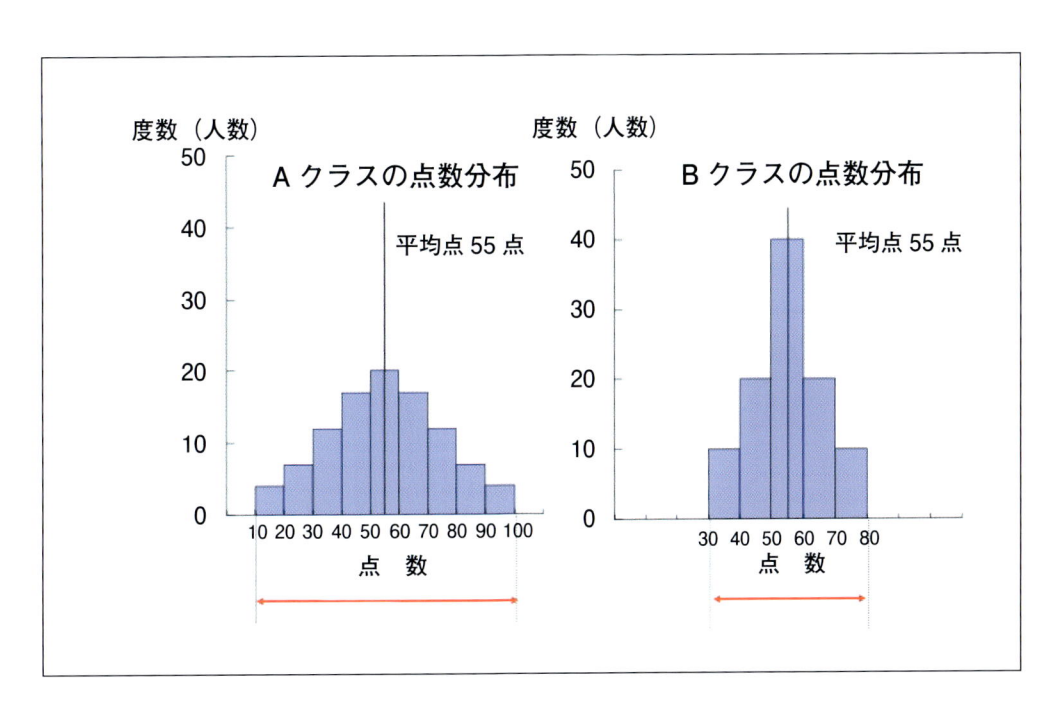

図31　ばらつきとは何か

UNIT 7　収集したデータから解決策を見つける手段

(1) 範囲

標本データの最大値と最小値の差であり、図31に示される矢印の長さである。計算が容易であるが、外れ値に非常に左右されるので、その有用性は限られている。

(2) 分散（variance）

分散は、各標本データが平均値から平均してどの程度離れて分布しているかということを表わしている。中心への集まり方が良いか悪いかの程度を表わしている。分散の大小によって、標本が広い範囲にちらばっている構造のデータであるか、まとまった構造のデータであるかという集団の構造を知ることができる。

分散は、

$$\text{分散} = \frac{1}{n} \sum (x_i - \bar{x})^2 \quad (x_i：データの個々の値 \quad \bar{x}：平均値 \quad n：データ数)$$

で計算される。上式でnのかわりにn−1で計算することも多いが、その場合はとくに不偏分散とよばれる。

(3) 標準偏差（standard deviation：SD）

分散を開平したもの（平方根したもの）を標準偏差という。

$$\text{標準偏差} = \sqrt{\text{分散}}$$

標準偏差は、元来母集団における理論的なばらつきと標本の集中性を表わすもので、このとき母集団の平均から左右に1σ（シグマとよむ）ずつとると、全標本データの68.26％がその領域に入り、±2σ（2倍の標準偏差）ずつとれば、95.44％、±3σでは99.74％の標本データが入ることがわかっている（図32）。

(4) 標準誤差（standard error：SE）

平均値のばらつきの程度を示すものである。たとえば、ある平均値を出すのと同じ条件で、同様の集団を用いて、何回も同じ実験を繰り返すと、いくつかの平均値が出る。標準誤差は、それらの平均値のばらつきの程度を表わすものである。下記の式で計算される。

$$\text{標準誤差} = \frac{\text{標準偏差}}{\sqrt{n}} \quad (n：データ数)$$

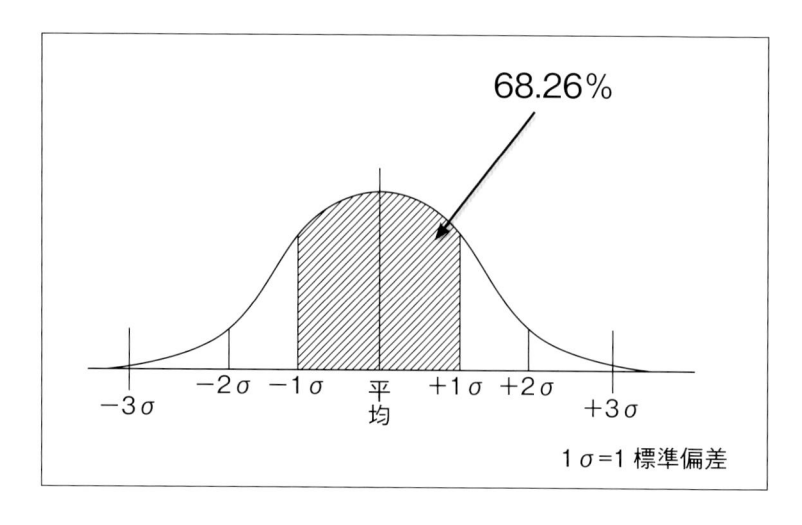

図32　標準偏差の意味

3. データの解析

4）相関と回帰分析
（1）相関（相関関係）（correlation）

　それぞれの対象について同時に2つの測定項目XとYがあり、その2変量に共通にはたらく要因があったり、1変量の変動が他の変数の値を左右する場合（一方の測定値が変わるにつれてその影響を受けながら他方の変数が変わる場合）、2つの変量XとYに相関（あるいは相関関係）があるという。前提条件として、2変数がともに正規分布している連続数の場合に用いることができる。

　相関を図で表す場合に用いられるのが散布図とよばれるものである。2つの変数の関連のあり方を調べるため、2つの値を二次元平面上にプロットしたものである。図33に示したのは、10組の母親と子どもの身長のデータをX軸に子どもの身長、Y軸に母親の身長をとって、散布図にしたものである。この図では、親の身長が低い子どもは身長が低く、親の身長が高い子どもは身長が高いという親子間の身長の相関関係を示していることがわかる。

　XとYの相互関係の程度を定量的に示す指標として相関係数があり、相関係数はマイナス1からプラス1までの値をとる。

$$-1 \leq r \leq +1 \quad (r：相関係数)$$

　また、相関係数がプラスのものを正の相関、マイナスのものを負の相関という。一般に相関係数が0.7以上（または−0.7以下）のときに、強い相関があるといい、−0.4から+0.4の範囲にあるときは相関なしと判定する。

図33　散布図

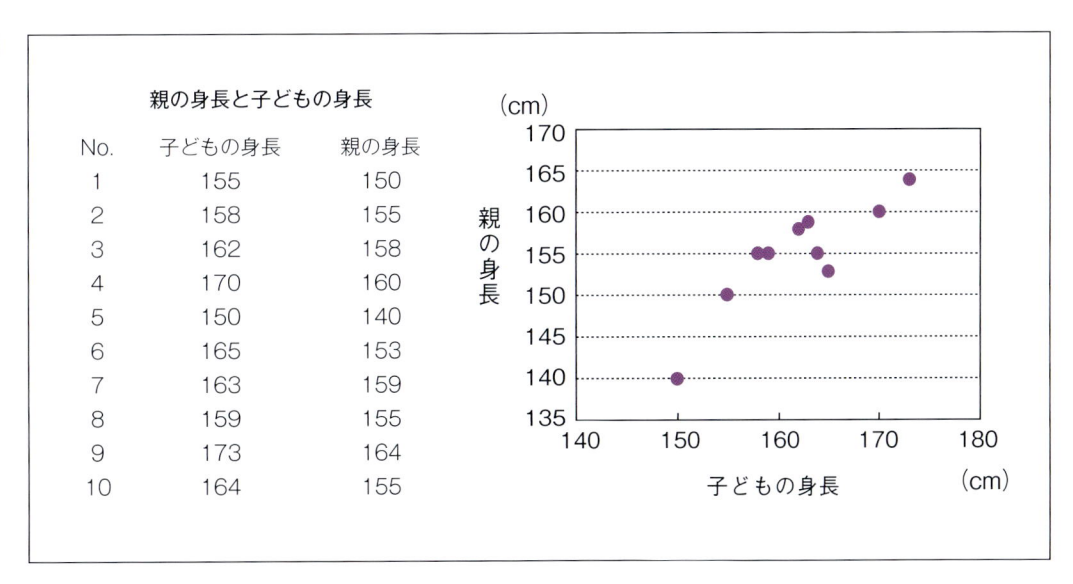

親の身長と子どもの身長

No.	子どもの身長	親の身長
1	155	150
2	158	155
3	162	158
4	170	160
5	150	140
6	165	153
7	163	159
8	159	155
9	173	164
10	164	155

UNIT 7　収集したデータから解決策を見つける手段

　図34は散布図と相関の関係を示したものである。右肩上がりの図aとbは正の相関を示しており、とくにaは相関係数がプラス1のときであり、右肩下がりの図dとeは負の相関を示し、eは相関係数がマイナス1のときである。図cは相関関係はほとんどない。

　さらに、相関係数に関する検定もあるが、この検定は無相関か否かの検定であり、データ数に依存するので注意が必要である（データ数が多いと相関係数の有意性が出やすい）。相関係数が0.7以上で、検定で有意な結果であっても、医学的にあるいは生物学的に意味があるか否かは、別の見地から判断しなければならない。

図34　散布図と相関

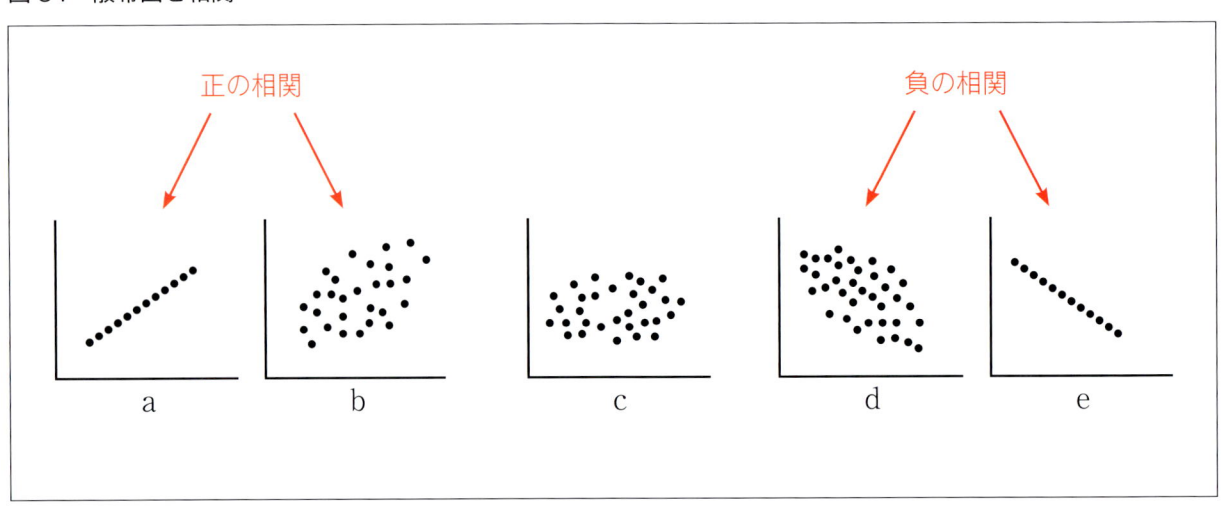

(2) 回帰分析（単回帰分析および重回帰分析）（regression analysis）

　個々の標本データについて2つの測定項目があって、1つの項目に注目したとき、他の項目がどのように変化するかを表わす目安となるのが回帰分析である。回帰分析では、1つまたは複数の変数（これを説明変数という）を何らかの関数にあてはめて、別の変数（目的変数）を予測する。説明変数1つの場合は単回帰とよび、2つの変数の関係を

$$\text{一次関数}\quad Y = aX + b \quad (a：回帰係数\quad b：切片)$$

で表わす。この式の場合、Yは目的変数、Xは説明変数となる。

　回帰直線のあてはまりの良し悪しを示す指標としては、相関係数よりはむしろ、相関係数を二乗した決定係数（r^2）が使われる。また、決定係数は寄与率ともよばれる。

　r^2は、YがXでどれくらい予測されるのかを示しており、0から+1の範囲をとり、1に近いほど予測がモデルに一致していることを示している。図35は、先の例で示した親子の身長の関係で、親の身長を子どもの身長から予測した回帰直線を描き、回帰式と決定係数を計算したものである。

　また、説明変数が2つ以上の場合を重回帰分析といい、多変量解析の一手法となる。1つの要因が他のいくつかの要因から影響を受けているとする場合、影響を与えている要因（説明変数）の一次結合式で影響を受けている要因（目的変数）を表現する方法である。

3. データの解析

図35　回帰直線と決定係数

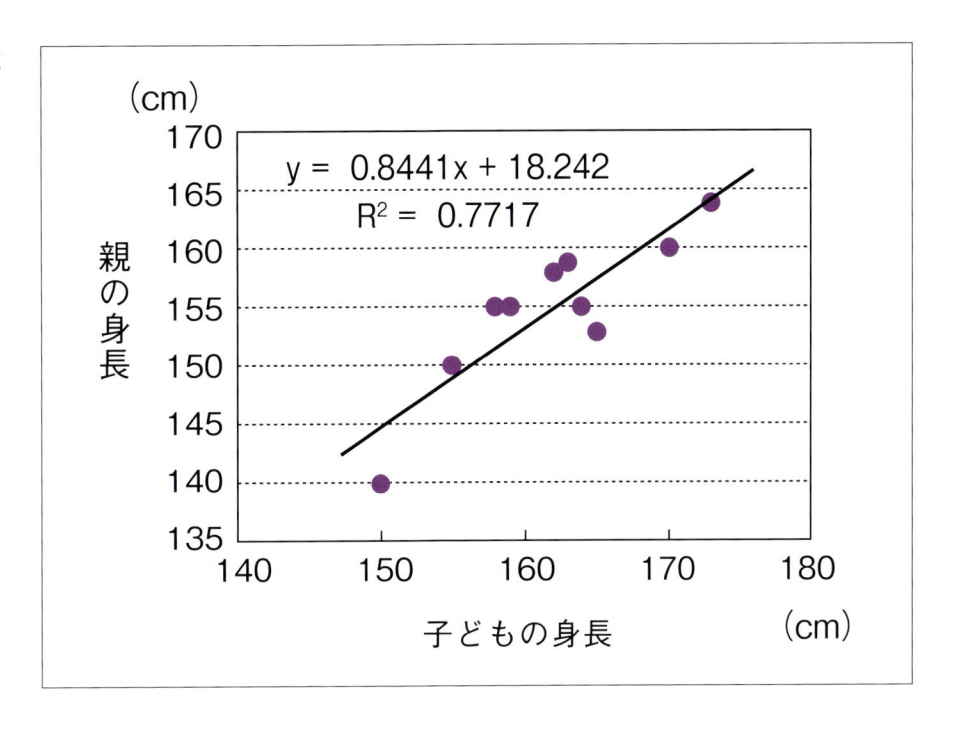

$y = 0.8441x + 18.242$

$R^2 = 0.7717$

縦軸：親の身長 (cm)
横軸：子どもの身長 (cm)

MEMO

4. 統計学的分析

1）推定

標本から計算される関数を統計量とよび、とくに母集団を推定するために求められる統計量を推定量とよぶ。推定量は標本から計算される関数であるが、標本を実際に抜き取れば、推定量の値を求めることができる。この値を推定値とよぶ。推定の方法には、母集団をある1つの値で推定する点推定と、区間をもって推定する区間推定とがある。表17に論文での推定の記載方法を示した。

（1）点推定

1つの標本データの平均値や百分率から推定値を得て母集団の平均値や百分率を推定することになるので、推定量の分布は、母集団にできるだけ接近したものが望ましい。したがって、多くの場合、母集団の平均を推定する際には標本の平均を用いる。

（2）区間推定

推定量を用いて、1つの標本データから点推定量を得たとしても、その値が母集団の平均と一致していることはまずない。したがって、データの点推定値と母集団の平均とが、どのくらいの確率でどのくらいのズレが起きるのかということを情報として提供したほうがよい。そこで、ある確率 $1-a$ をもって母集団の平均が含まれると期待する区間（L、U）を推定することを考える。

$$Pr(L \leq \mu \leq U) = 1 - a$$

L、Uをそれぞれ、下側信頼限界、上側信頼限界、$1-a$ を信頼係数とよぶ（μ は母集団の平均）。$1-a$ としては通常、0.95や0.99、つまり95％や99％に設定することが多い。

表17 推定を用いた結果の表し方

例1 小学校5年生の1日の歯磨き回数　　　回数

歯磨き回数		99％信頼区間
男	2.1	1.5～2.8
女	2.6	1.9～3.0

例2 小学校3年生のう蝕有病者率　　　％

有病者率		95％信頼区間
男	23.4	22.7～24.1
女	23.9	23.3～24.6

4. 統計学的分析

2) 検定

検定とは、①観察された標本データの値から、母集団の当該項目の値が特定の値と異なっているか、②観察された2つ以上の標本データの値からそれぞれの母集団の当該項目の値が異なっているか、ということを推論するものである（一般には後者）。

通常は「差がある」という結論（判断）を導くために、まず「差はない」という帰無仮説を設定し、この帰無仮説のもとで観察された事象が出現する確率を計算し、この確率が通常0.05未満（5%未満）であれば帰無仮説を棄却（否定）して、対立仮説「差がある」を採択する。この0.05のことを危険率（有意差）といい、帰無仮説を採用してよいかという判断を迫られたとき、その決定に関してどれだけの誤りをおかすおそれがあるかという判断の確率であり、通常、検定では習慣的に0.05（5%）、0.01（1%）、0.001（0.1%）が用いられる。

検定法には、データが正規分布をするという仮定に依存した統計検定であるパラメトリック検定と、正規分布以外を仮定したノンパラメトリック検定がある。ここでは代表的なパラメトリック検定法について説明する。

(1) 2群の平均値の比較（平均値の差の検定）

2群の平均値を比較するときに用いられる検定であり、対応のないt検定と対応のあるt検定の2つがある。

①対応のないt検定（2つの平均値の比較）

ある事がらについて、A、B、2つの別々に調べられた標本データの平均値を比べる場合に用いる検定である。たとえば、間食回数が多い子どもと少ない子どもで平均う蝕経験歯数の差を比べて間食回数とう蝕の関係を知りたいときなどである。このように独立した2群の平均値を比較する場合に、対応のないt検定を用いる。

対応のないt検定においては、2群の分散が等しいことを仮定して検定を行っている。そのため、t検定を行う前に分散の検定（F検定）を行い、2群の分散が等しい場合に対応のないt検定を行う。また、2群の分散が等しくない場合は、他の検定（Welchの検定）を行う必要がある。ただし、Excel®（Microsoft）などの統計ソフトでは、「分散が等しくないと仮定した2標本によるt検定」と表示されている。

②対応のあるt検定（前と後の比較）

ある事がらに対して何らかの操作を加え、前と後の状態などを測定して、その前後の測定値に変化を認めるかどうかをみたい（たとえば降圧剤を使って投与前後の血圧を調べる）場合がある。このように初めと終わり、前と後など対をなしている測定値の平均値を比較する場合に用いる。

(2) χ^2検定（カイ二乗テスト）

ブラッシングをよくすると歯肉炎の予防ができるだろうか。これを確かめるためにブラッシング回数が多い群と少ない群をつくって、歯肉炎ができた、できないの割合をみるほかない。χ^2テストはこうした2群間の差を調べるテストで、理論的な値（理値または予測値）と実測値の食い違いを調べる方法である。これは（実測値－予測値）^{2}の和から計算される統計量が、たまたま数学のカイ二乗分布にしたがい、その分布の知識を利用していることから、俗にカイ二乗検定（χ^2テスト）とよんでいる。

UNIT 7　収集したデータから解決策を見つける手段

　表18に歯肉炎がまったくない成人について、ブラッシングを毎日3回行う群と毎日1回行う群に分けて4週間後の歯肉炎の状態を観察した結果を示した。表18は、1日3回磨いた者では24人（20％）の者が、1日1回磨いた者では32人（40％）の者に歯肉炎が発症したことを示している。歯磨き回数が多い者は、少ない者に比べて、歯肉炎の発症は少ないだろうか。もちろん、この標本データにおいては、差があることは事実であるが、今私たちが知りたいのは母集団つまり「歯磨きを3回行ったほうが1回行うより歯肉炎が少ない」というこの結果を一般化できるのかということなのであり、そのために検定を行うのである。実際にχ^2検定をしてみると危険率は0.01より小さくなり、2群の間に有意差が認められる。統計学的な記述では「χ^2検定により、歯磨きを3回行ったほうが1回行うより歯肉炎が有意に少なくなった（p <0.01）」となる。

人（％）

	4週間後の歯肉炎		合　計
	起こった	起こらなかった	
1日3回	24（20）	96（80）	120
1日1回	32（40）	48（60）	80

表18　χ^2検定の例

（3）分散分析と多重比較

①分散分析（analysis of variance : ANOVA）

　統計学的に3群以上の平均値を比較し、検定を行う場合に、2つずつt検定して比較することは誤りである。そこで、同一の標本集団のなかのばらつき（級内変動）と、標本集団間にみられる平均値のばらつき（級間変動）を比較し、級間変動が有意に大きければ、明らかにある要因のために集団によって異なる値が出現したと考える。逆に有意でなければ、集団間の違いは偶然に生じたものとする。この分散の比較に基づいて、いくつもの集団の平均値をいちどきに調べる方法を分散分析という。

　対象を3群以上に分けて、1つの因子の効果をみる場合を一元配置分散分析（one way ANOVA）といい、2つの因子の効果をみる場合を二元配置分散分析（two way ANOVA）という。

②多重比較（multiple comparison）

　一元配置分散分析を行って有意となった場合は、因子の各水準間の平均値に差があることを示している。もし有意でなければ、分析をこれ以上続けることはないが、有意差が認められるのなら、どの水準間に有意差があるかを調べることが望まれる。これを行うのが多重比較とよばれる方法である。多重比較の方法にはさまざまな手法があり、用途に応じて使い分ける必要がある。表19にしばしば用いられる多重比較の方法と特徴を示した。

4. 統計学的分析

表19　多重比較の手法

Bonferroniの補正：実験計画に基づき、いくつかの選ばれた平均値のペアだけを比較する（5つ以上の群で使用してはならない）

Scheffe法：すべての平均値のペアを比較（群の大きさが不揃いな場合でも可）

Dunnett法：対照群と他のすべての群との比較

Williams法：対照群に比べてどの用量から、有意に変化しているかを明らかにできる

Tukey法：すべての群の比較（群の大きさが不揃いな場合は不可）（群の大きさが不揃いな場合はTukey-Krammer法）

Newman-Keuls法：すべての群の比較（群の大きさが不揃いな場合は不可）

LSD法：分散分析で有意差があった場合に、t検定を繰り返し行うもの

3）ノンパラメトリック検定

　今まで述べてきた検定方法は、いずれも母集団の分布型に対して一定の仮説をおき、それに基づいて検定を行っている。これらをパラメトリック検定といい、たとえばt検定では、母集団が正規分布していることを前提にしている。これに対して母集団の分布型に特別の仮定をおく必要がない（分布に依存する必要がない）検定方法をノンパラメトリック検定という。母集団で正規分布が保証されないような場合に用いられる。統計学ではパラメトリックな手法それぞれに対してノンパラメトリック手法が用意されている（表20）。

表20　代表的なパラメトリック検定とノンパラメトリック検定

	パラメトリック手法	ノンパラメトリック手法
位置の指標	平均値	中央値
バラツキの指標	標準偏差	四分位偏差
相関係数	Pearsonの相関係数	Spearmanの順位相関係数またはKendollの順位相関係数
平均値の差の検定	対応あり	Wilcoxonの符号付順位和検定、符号検定
	対応なし	Wilcoxonの順位和検定、Mann-Whitney検定
分散分析	一元配置分散分析	Kruskal-Wallis検定
多重比較	Dunnett法	Steel法
	Tukey法	Steel-Dwass法
	Williams法	Shirley-Williams法

5. 論文への統計の記載方法

　論文への統計記載の方法があいまいで、結果や考察を評価できないことがよくある。あるいは統計方法やその記載方法が間違っていて、内容があっていたとしても論文の価値が下がってしまうこともある。これらを避けるためにも、論文への統計の記載方法に注意する必要がある。

　そのために注意する点を以下に列挙する。

a. 統計学の知識をもつ者が、論文に書かれた結果を確認できるように、詳細に統計解析方法を記述すること

b. 有意差（P値）などを使用した仮説検定の結果のみに頼ると重要な情報が脱落するので、測定誤差や不確かさの指標として、信頼区間などを表示すること

c. 疫学研究においては、対象の選択基準、例数、脱落数、またアンケート調査の場合は回収率などを記述すること

d. 用いた汎用コンピュータプログラムの名称を記述すること

e. 一般的な統計解析方法は方法に書き、結果では、データ解析に使用した統計法の名称を記述すること

f. 表やグラフは、論文の要旨を説明、評価するのに必要なものに限定すること

g. 記載事項が多い場合は、表の代わりにグラフを用いること

h. グラフと表にデータが重複しないようにすること

i. 統計用語や、略語、記号の定義を記述すること

【参考文献】
1) 田中恒男：新・統計のまとめ方つかい方，第2版，医歯薬出版，東京，1975．
2) 杉原直樹：第2章 疫学，松久保隆，八重垣 健，前野正夫　監修：口腔衛生学2010，第1版，79-111，一世出版，東京，2010．
3) 浜田知久馬：学会・論文発表のための統計学 統計パッケージを誤用しないために，第1版，真興交易医書出版部，東京，1999．
4) 石村貞夫，デズモンド・アレン：すぐわかる統計用語，第1版，東京図書，東京，1997．
5) 奥田千恵子：医薬研究者のための統計記述の英文表現，改訂3版，金芳堂，京都，2010．
6) 東京歯科大学歯科衛生士専門学校：平成20年度(第58期生)卒業研究論文集，千葉孔版印刷，千葉，2008．

UNIT 8

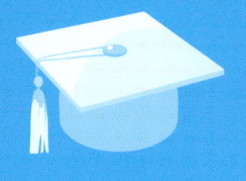

データから図表をつくる

UNIT 8

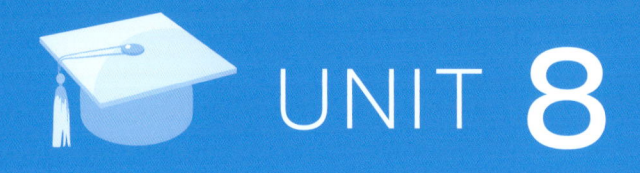

データから図表をつくる

1. 表について

　これまでのUNITで、収集したデータを統計学的に分析する方法を学んだ。そこで、UNIT8では、得られた結果を簡潔で、しかも効果的に説明するために、図や表に表わす方法を学ぶ。集められ解析されたデータの全体像を把握し、考察する方法として図表化することは、効果的で重要である。

　一般に、「図」とは、グラフやチャートおよび実験装置の模式図や写真などを指し、格子状のマスの中に文字や数字が入っているものを「表」という。グラフやチャートはExcel®（Microsoft）で、表はExcel®およびWord®（Microsoft）で作成することができる（Office 2007を使用した）。

MEMO

1．表について

1）Word® を使って表を作成してみよう

【作成手順】

(1) 表を挿入する位置にカーソルを表示する。

(2) リボン［挿入］→［表］→［表の挿入］を実行する。

(3) 表示される表内で、行×列数を選択し、クリックすると表が挿入される。Word® 2007 では［表の挿入］からは 8 行×10 列を超える表は挿入できないので、大きな表を挿入するときは、ダイアログで行数と列数を設定して挿入する。

(4) ［OK］ボタンをクリックすると、カーソルのある場所に表が挿入される。

(5) データを入力し、表を完成する。

2）Excel® を使って表を作成してみよう

　Excel® はたいていのパソコンにインストールされていて、手軽な統計ソフトである。研究結果の生データを表にまとめ、その後統計ソフトを使って解析を行い、最終的な表やグラフをつくる。

【作成手順】

(1) Excel® のブックを開く。

(2) 入力するセルにマウスポインタを合わせてクリックする。セルが黒枠で強調表示されている。セルがアクティブになる。

(3) 文字や数字を入力する。

(4) 「Enter」キーを押すと、入力した文字や数字が確定されアクティブセルが 1 つ下に移動する。

(5) すべての数値を入力し、表を完成させる。

(6) 必要に応じて、セルに計算式を入力する。

　Excel® は表計算ソフトなので、セルに入力された数値データを、関数や数式を用いて簡単に計算することができる。さらに、数値を入力した後でもセルの数値を変更すると、自動的に再計算が実行され計算結果が更新される。

　計算に使用する演算子は、足し算「＋」、引き算「－」、掛け算「×」、割り算「／」、べき乗「＾」である。

※アクティブセルの移動法

・右の列に移動［Tab］キー

・下の行に移動［Enter］キー

・カーソルキー［矢印キー］でも上下左右に操作できる。

・離れたセルに移動する場合はマウスやショートカットキーを使う。

UNIT 8　データから図表をつくる

2. グラフについて

　グラフを使用することにより、ワークシートのデータを比較したり、データのパターンや傾向を提示することが可能になる。

　グラフの形式にはさまざまなものがあるが、目的に応じた形式を選び、必要な情報をグラフ内に適切に配置して、結果の内容を明確に表現することが必要とされる。

　グラフを作成した後でも、グラフの種類を変更する場合は、「グラフの種類の変更」で簡単に行うことができる。

1）グラフ作成の流れのポイント

　Excel®などの表計算ソフトを使うとあっという間に表やグラフを作成できることがわかった。つぎの問題は、「どんなときにどんなグラフを用いるのが最適だろうか？」である。研究論文作成過程で「何を訴えたいのか？」「何を検定・分析・解析したいのか？」といった目的によって、それを表現する適切なグラフが変わってくる。また、論文上に記載される図表であるのか、口頭発表のような場合に使用するプレゼンテーション用の図表なのかによっても、その効果を考え、選択するグラフが違ってくる。

（1）研究テーマに沿って、必要と思われるデータを収集する。

（2）データを整理し、処理された統計データそのものを明確にしておく。

（3）処理された統計データからみてテーマをもう一度検討し、統計グラフのテーマを決める。「何を分析するのか？」「何を検定するのか？」

（4）どのようなグラフが適切であるかを検討する。

①1種類のデータについて

　a. データの時間的推移をみたい→折れ線グラフなど

　　例）6歳から12歳までのDMFの追跡調査（相互関係あり）

　b. 大きさの比較をしたい→棒グラフなど

　　例）平成22年度の6歳から12歳までのDMFの比較（相互関係なし）

　c. 内訳や構成比をみたい→円グラフなど

　　例）口腔内疾患の割合（相互関係なし）

②2種類以上のデータの相関関係をみたい→散布図、バブルチャートなど

　　例）間食の摂取回数とDMFの相関（相互関係があるかどうか検討できる）

（5）実際にグラフを作成する

3. Excel® でつくるグラフの種類

Excel® でつくることができるグラフにはたくさんの種類がある。それぞれのグラフの特徴を理解して、目的に応じたグラフを選択しよう。効果的で表現力のある見やすい図をつくることがポイントである。

1）項目間での値（量）の比較をしたい場合

（1）棒グラフの種類（図 36 〜 38）

一定期間の数値の変化や各項目間の比較を示す。棒グラフには、つぎのサブタイプがある。

① （縦・横）棒グラフ（図 36）

図 36　年齢別にみた歯周病罹患率（平成 17 年度歯科疾患実態調査から抜粋改変）

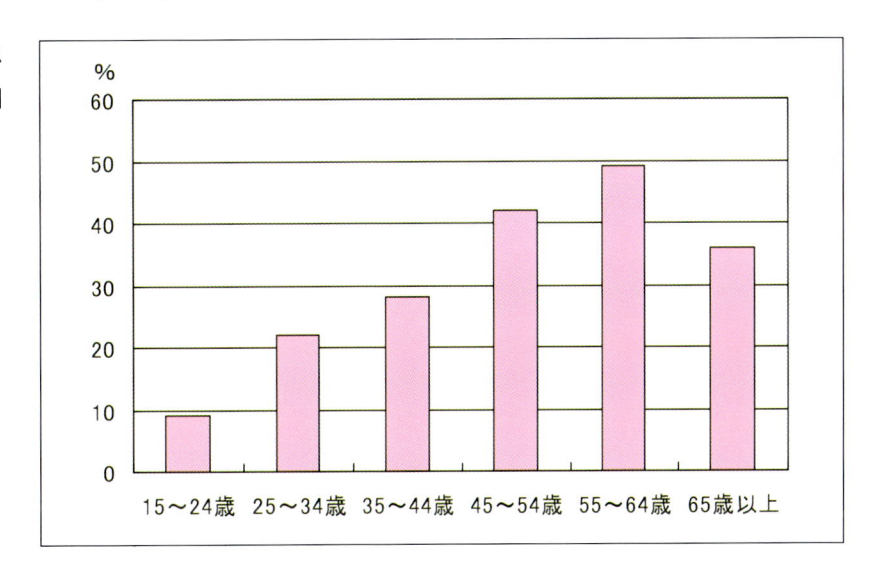

②集合（縦・横）棒グラフ（図 37）

このグラフでは、項目ごとに値を比較する。変化が強調される。

図 37　例：ある職業の年齢別就業状況

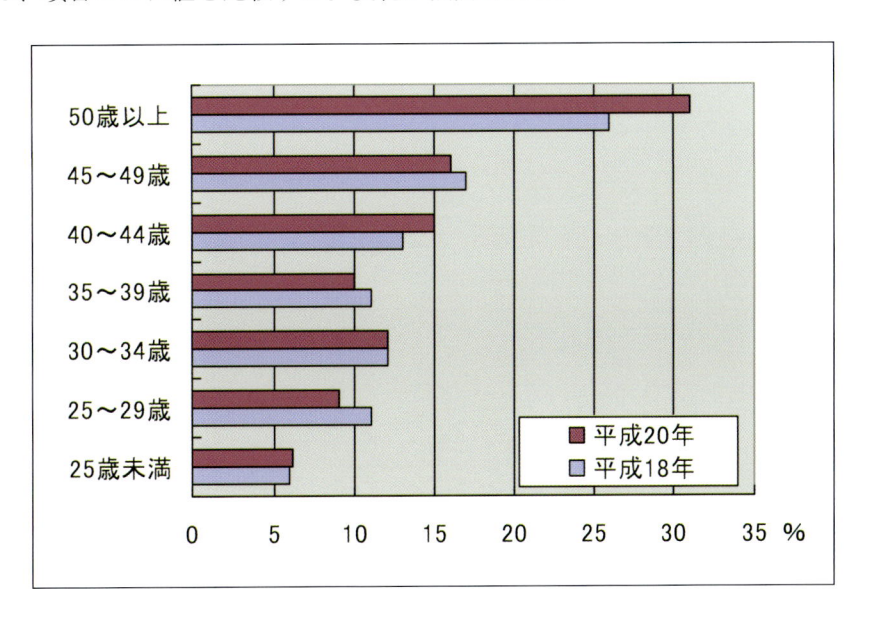

UNIT 8　データから図表をつくる

（2）基本のグラフ作成手順

a. グラフにしたいデータのあるセル範囲を選択する。このとき、行のタイトルと列のタイトルも一緒に選択する。

b. つぎに、［挿入］タブの［グラフ］で今回は［縦棒］をクリックする。

c. ［縦棒］をクリックすると、利用できる数種類の縦棒グラフが表示される。

d. 目的に合ったデザインを選び、クリックすればグラフの完成である。

③積み上げ棒グラフ（帯グラフ、100％積み上げ棒グラフ）（図38）

このグラフでは、項目ごとに値の全体に対する割合を比較することで、各アイテムと全体との相対関係を表示する。

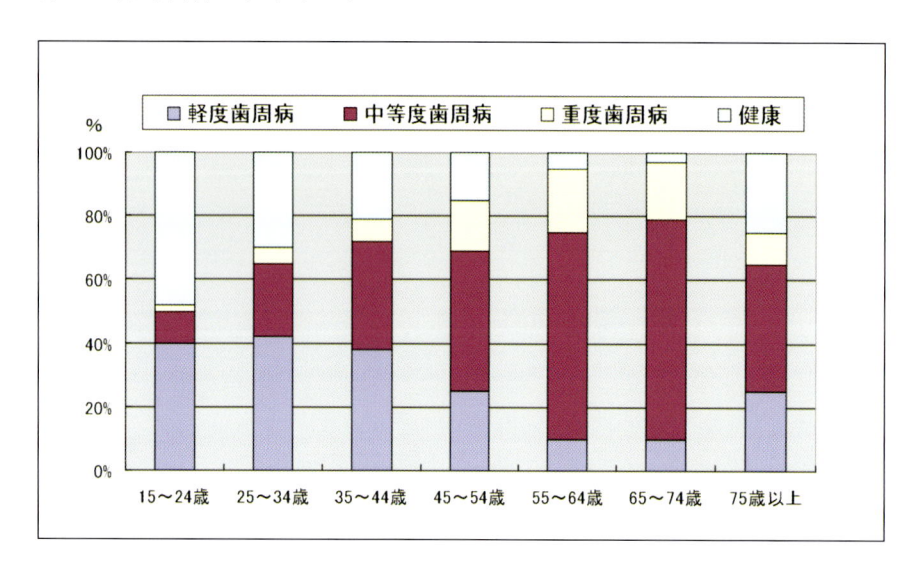

図38　例：歯周病重症度の年齢別割合

2）時間的な変化を表現したい場合

（1）折れ線グラフ（図39）

時系列の数の推移がひとめでわかるので、時間の経過によって連続的に変化するようなデータを表現するときに用いる。線の種類や色を変えて何種類かのデータを1つのグラフに表記することもできる。

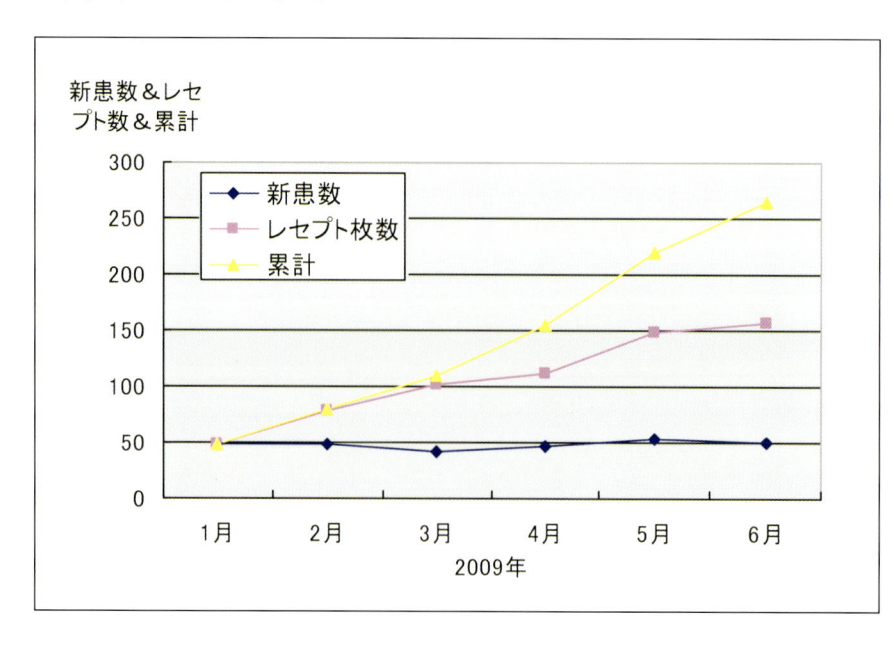

図39　例：A歯科医院における新患数とレセプト枚数およびその累計の月別推移

3. Excel® でつくるグラフの種類

3) 全体に対する各部分の割合を示したい場合

(1) 円グラフ（図 40 ～ 42）

　全体の割合をよりわかりやすく、ひとめで表したのが円グラフである。円グラフは、項目の合計に比例するデータ系列の項目の大きさを示す。円グラフのデータ系列は 1 つだけで、重要な要素を強調する場合に適している。ここで、同じデータを用いたとしても「何を議論するのか」「何を強調したいのか」「テーマに沿った問題を論じるにはどのようなグラフがよいのか」によって、適切なグラフが異なってくる例を示す。

　データは、平成 17 年 3 月に発表された「財団法人　8020 推進財団　永久歯の抜歯原因調査報告書」からのものを引用している（表 21）。

表 21　永久歯の抜歯原因調査報告書のデータ

う蝕	32.4%		
歯周病	41.8%		
その他 25.8%		破折	11.3%
		矯正	1.2%
		その他	12.6%
		無効	0.6%
		無回答	0.1%

　上記のデータを元にして円グラフを作成する。まずは、一般的な円グラフ（図 40）。

　a．グラフにしたデータを選択（う蝕・歯周病・その他）。
　b．リボン「挿入」→「円」グループ→「円グラフ」をクリックする。
　c．リボン「グラフのレイアウト」から適切なレイアウトを選びグラフを完成させる。

　このシンプルな円グラフにより、永久歯を失う原因として「う蝕」と「歯周病」が 7 割強の原因ということがひとめで理解できる。

図 40　歯を失う原因

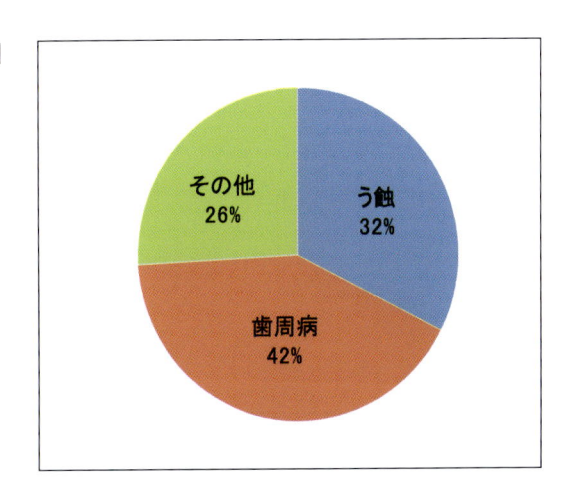

UNIT 8 データから図表をつくる

①分割円グラフ（図41）

　円グラフのサブタイプである。このグラフでは、値の全体に対する割合を表示すると同時に各値を強調する。先につくった円グラフと同じステップで、リボン「挿入」→「円」グループ→「分割された円グラフ」を選択することで作成できる。

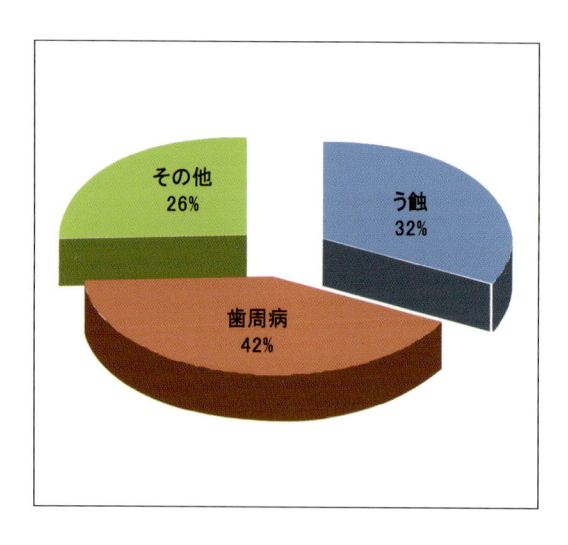

図41　歯を失う原因

②補助円グラフ付き円グラフ（図42）

　ユーザー定義によって値を抜粋し、補助円グラフに結合した円グラフである。円グラフの小さな部分を強調したいときや見やすくするときに用いる。「その他」の項目であった「破折」・「矯正」・「その他」・「無効」・「無回答」を1つの補助円にまとめることができる補助円グラフ付き円グラフを作成してみよう。まず、前記の表から「その他」を省き、下記の表をつくる（表22）。

う蝕	32.4%
歯周病	41.8%
破折	11.3%
矯正	1.2%
その他	12.6%
無効	0.6%
無回答	0.1%

表22　表21から「その他」を省いた表

グラフ作成のステップの前半は同じである。

a. リボン「挿入」→「円」グループ→「補助円グラフ付き円グラフ」を選択。
b. 補助円を右クリックし、「データ系列の書式設定」→「系列のオプション」で「補助プロットに含む値の個数」を「5」に設定する。
c. リボン「グラフのレイアウト」から適切なレイアウトを選びグラフを完成させる。
d. グラフが完成！

3. Excel® でつくるグラフの種類

図 42　歯を失う原因

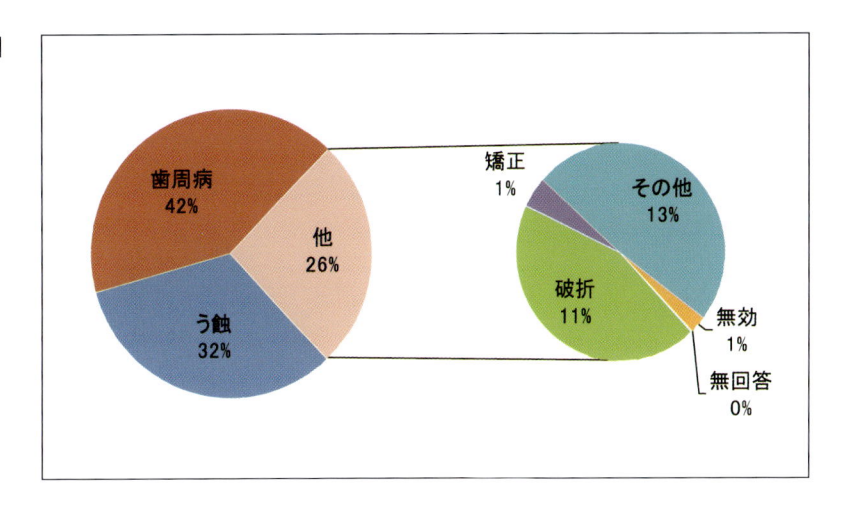

永久歯喪失の原因が「歯周病」や「う蝕」にフォーカスされるだけでなく、「その他」と区分されていた原因にも焦点があてられる。

4) 項目間のバランスを表したい場合

(1) レーダーチャート（図 43）

円の中に放射状に各要素の比率を示し、複数のデータ系列（データ系列：グラフにプロットされた、関連するデータの集まり。1つのグラフに複数のデータ系列をプロットできるが、円グラフにプロットできる系列は1つだけである）の合計を比較する。また、1つのデータ系列が占める領域を色で塗りつぶすことができる（塗りつぶしレーダーチャート）。

作成してみよう。

a. Excel® に、必要なデータを入力する（表 23）。

表 23　例：C 歯科医院における患者アンケートの結果

歯科医師の治療技術は信頼できる	3.4
歯科衛生士の技術は信頼できる	4
治療時間は適切である	3
治療前の説明は十分でわかりやすい	2.5
治療費は妥当である	3
待ち時間は妥当である	1.5
診療室や器具は清潔である	2.5
予約が希望とおりにとれる	1.5

UNIT 8 データから図表をつくる

　　b. グラフの作成。
　　　グラフウイザードで、「レーダーチャート」を選択し作成する。
　　c. グラフが完成！

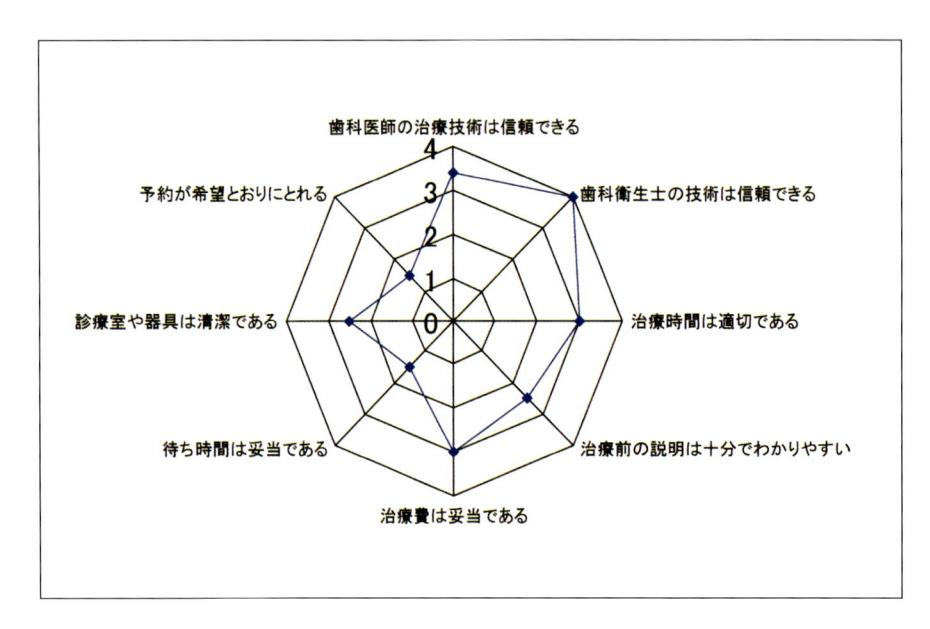

図43　例：レーダーチャート（D歯科医院における患者アンケート）

　レーダーチャートを用いることにより、「予約システムおよび待ち時間の改善」が必要ということが、明確に示される。

5）項目間の値の関連性を表したい場合

（1）散布図（図44、45）

　棒グラフや折れ線グラフと同じように、X軸とY軸がある。数値の交わる場所を点で表して、その点がどんなばらつき方をしているかを調べる。

　散布図は科学的なデータを表わす方法として、頻繁に使用されている。一般的に、全体に右上がりの楕円になれば正比例（正相関：相関係数rが1に近い）、右下がりなら反比例（負相関：相関係数rが－1に近い）、真ん丸に近いなら相関関係がない（無相関：相関係数rが0に近い）と考察される。

　では、散布図を作成してみよう。

　例として、E歯科医院で、患者のホワイトニング（歯面漂白）を希望している度合いとう蝕数の相関をみてみたい（表24）。

3. Excel® でつくるグラフの種類

表24 例：E歯科医院の漂白希望度とう蝕数の結果

患者	う蝕数	漂白希望度%
A	0	70
B	1	70
C	0	80
D	2	70
E	0	90
F	5	30
G	2	50
H	1	60
I	1	70
J	2	70
K	2	60
L	4	60
M	0	90
N	2	80
O	0	70
P	6	40
Q	2	80
R	1	90
S	0	90
T	0	70

a. "データ表から項目を含まないデータ（値）部分だけを選択"する。← 一番のポイント！
b. リボン［挿入］→［グラフ］→［その他のグラフ］から［散布図］を選ぶ。
c. 基本的な散布図が完成。

図44 例：う蝕数と漂白希望度の相関

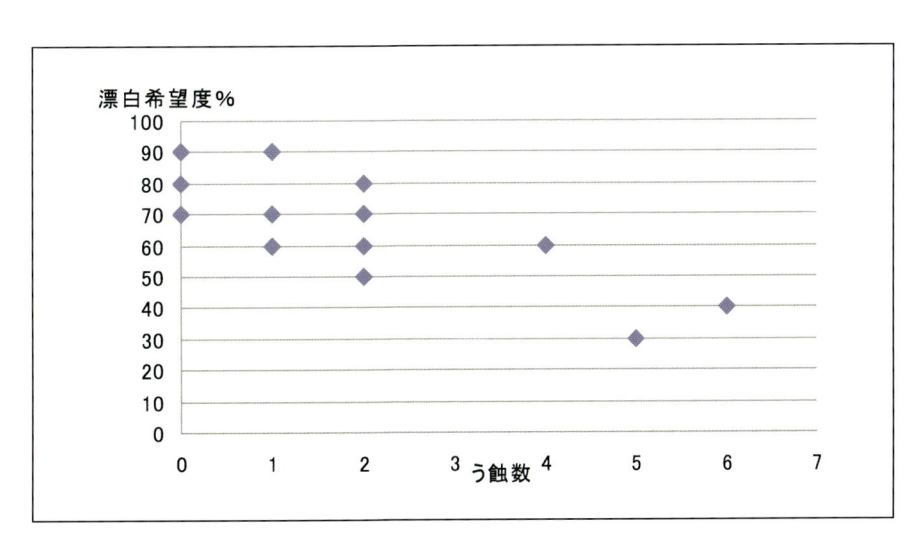

105

UNIT 8　データから図表をつくる

　　d.「グラフ」から「近似曲線の追加」で近似曲線を追加することもできる。

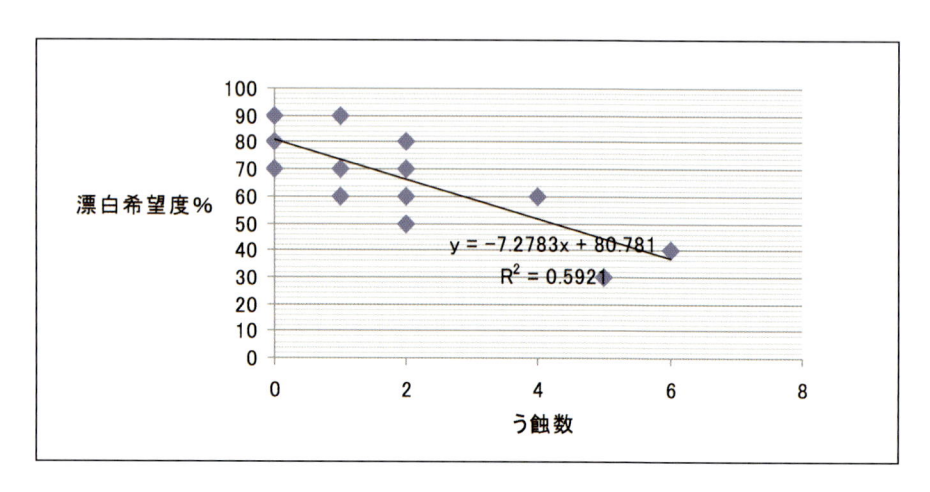

図45　例：う蝕数と漂白希望度の相関

　散布図を用いることにより、「う蝕数」と「漂白希望度」には、負の相関がみられ、「う蝕が少ない人ほど、白い歯を好む傾向にある」ということが示唆される。

（2）バブルチャート（図47）
　バブルチャートは散布図の一種で、3つの要素が含まれるデータを視覚的に表示する。縦軸、横軸の位置に加えバブル（円形）のサイズでデータの量や割合を示すことができる。
　例として、『G市歯科医院受診患者へのアンケート』で（表25）グラフを作成してみよう。

表25　例：G市歯科医院受診者アンケート結果

	院内の雰囲気が良かった（％）	予防に重点を置いた診療だった（％）	リコール率（％）
A歯科医院	25.3	67.2	67.5
B歯科医院	60.5	39.3	32.2
C歯科医院	78.2	40.5	40.2
D歯科医院	44.3	72.9	65.8
E歯科医院	29.2	35.3	25.5
F歯科医院	80.6	69.8	78.5

　まず、棒グラフを作成する（図46）。棒グラフでは、アンケート結果とリコール率の相関関係がわかりづらい。

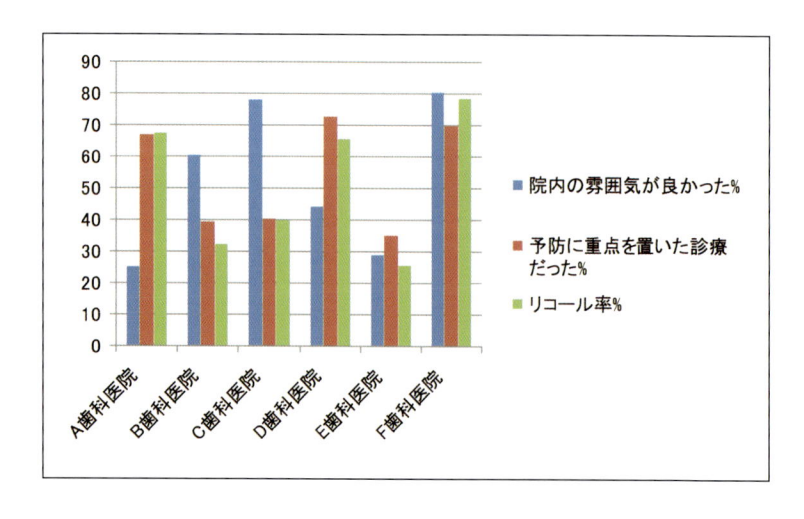

図46　例：歯科受診患者アンケート結果とリコール率の棒グラフ

106

3. Excel® でつくるグラフの種類

そこで、バブルチャートを作成してみる。
a. "データ表から項目を含まないデータ(値)部分だけを選択"する。← 一番のポイント！
b. リボン［挿入］→［グラフ］→［その他のグラフ］から［バブル］を選ぶ。
c. 基本的なバブルチャートが完成。
d. それぞれのバブルにラベルを追加する。
e. 軸ラベルを追加する（それぞれのバブルの色を変えることもできる）。

図47 例：歯科受診アンケート結果とリコール率の関係

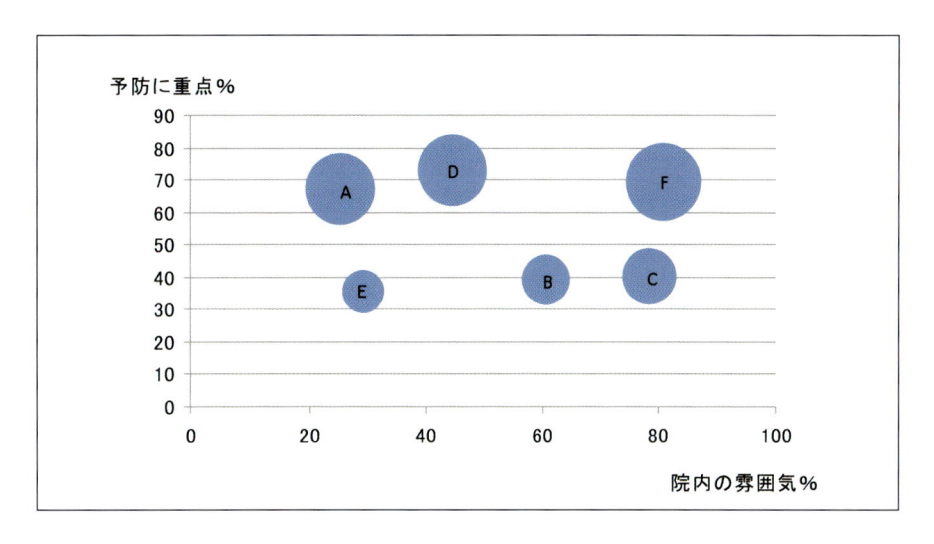

バブルの大小が、リコール率の高低を示すので、F歯科医院がもっともリコール率が高く、それは、「院内の雰囲気が良かった」および「予防に重点を置いた診療だった」という項目と相関関係にあると考察される。

このように、3つの値からなる組み合わせを比較して相関をみたい場合には、バブルチャートは適している。

MEMO

UNIT 8　データから図表をつくる

6）まったく違うデータを同じグラフのなかに表記したい場合
（1）複合グラフ（2軸グラフ）（図52）

　Excel® では、種類が違う2つのグラフを1つのグラフに混在させる「複合グラフ」をつくることもできる。通常のグラフでは、Y軸左側に数値軸が設定されているが、複合グラフでは、Y軸右側にも数値軸が設定されている。2つの軸を使うことで、異なる単位のデータを1つのグラフに集約することができ効果的なグラフをつくることができる。

　では例として、『pH低下による象牙質の経時的硬度変化』（表26）というテーマの研究において複合グラフが有効かどうか検証してみよう。

時間経過	象牙質面硬度変化%	pH変化
0h	100	7.8
24h	82	7.3
36h	60	6.4
48h	48	6.1
60h	32	5.6

表26　例：それぞれの時間経過における象牙質の硬度変化とpH変化の結果

　まず、上記の実験データを元に硬度変化をグラフに表す（図48）。

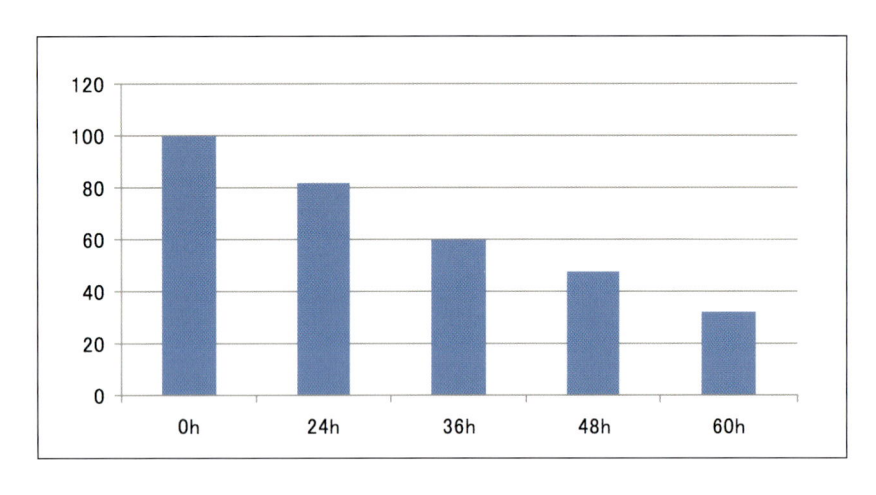

図48　例：象牙質硬度の時間的変化

　つぎに、pHの時間的変化を折れ線グラフで表してみる（図49）。

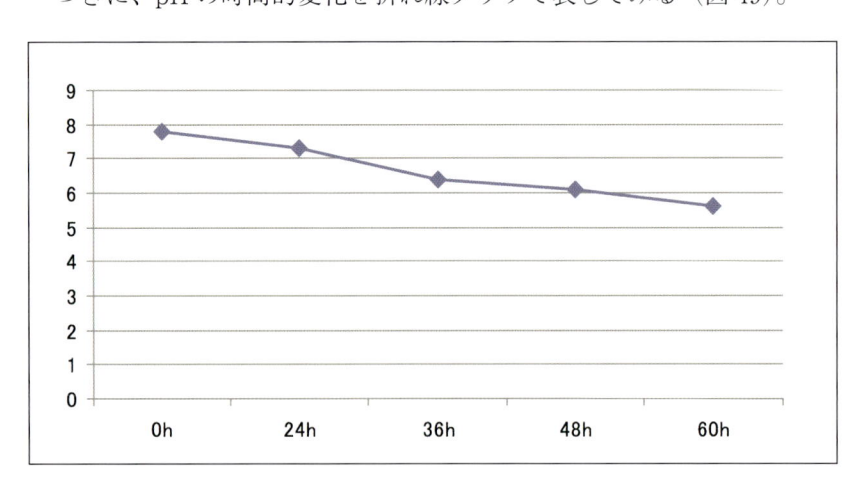

図49　例：pHの時間的変化

108

3. Excel® でつくるグラフの種類

　これら2つの項目は深い関係性があると考えられるが、2つがばらばらでは関係性はひとめには理解しづらい。そこで、2軸グラフを作成してみる。

　　a. グラフにしたいデータを選択。
　　b. リボン「挿入」から［縦棒］グループ→［集合縦棒］を選択。
　　c. 集合縦棒グラフができる（図50）。

図50　例：集合縦棒グラフ

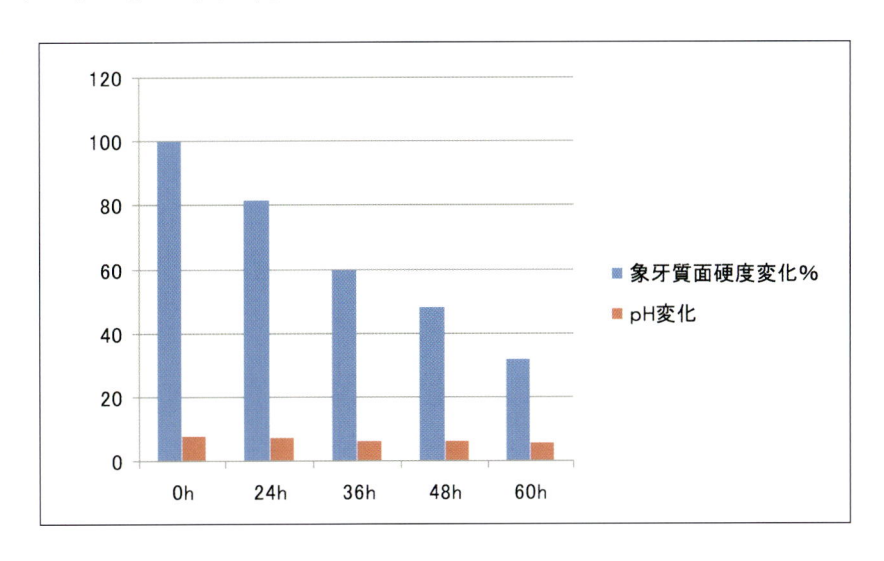

　　d. pHの棒グラフを右クリック。
　　e.「系統グラフの種類の変更」をクリックすると「グラフの種類の変更」が出てくる。
　　f. 折れ線グラフを選び、［OK］（図51）。

図51　例：pH変化を折れ線グラフで表してみる

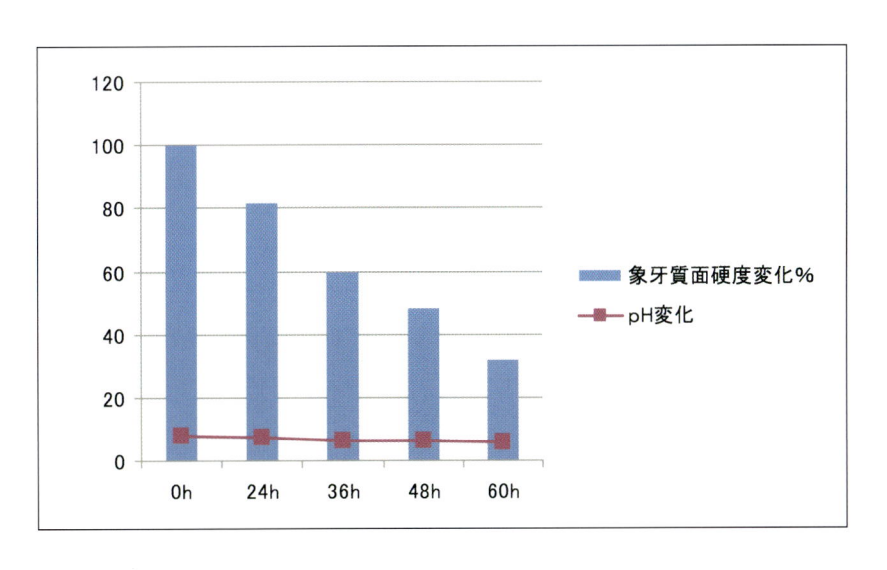

109

UNIT 8 データから図表をつくる

g. pHの折れ線グラフを再び右クリック。
h.「データ系列の書式設定」をクリックすると「系統のオプション」が出てくる。
i.「第2軸」を選び「閉じる」をクリック。
j. 下記のようなグラフができる（図52）。

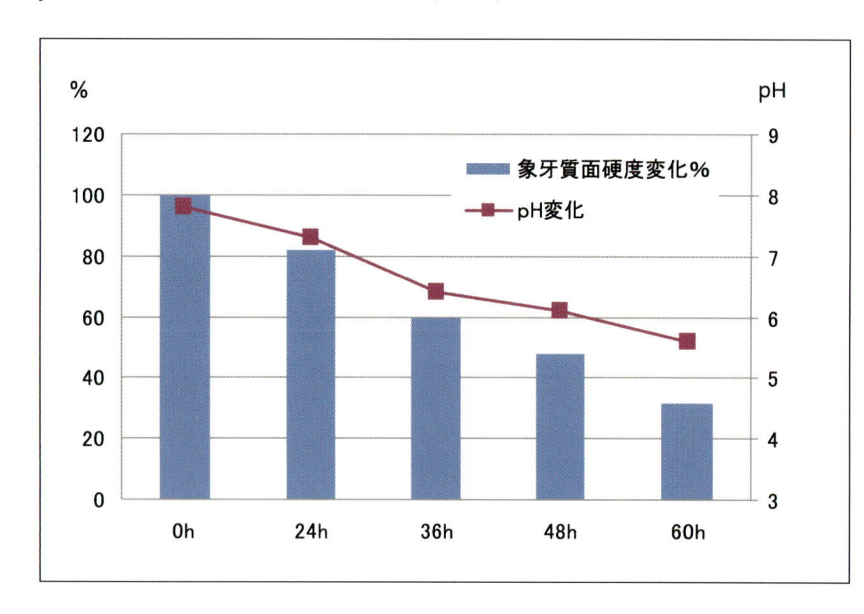

図52 例：pHと象牙質面の硬度の時間的変化

　上記のグラフのY軸の左右軸は「硬度変化％」と「pH」といったように、異なる単位のデータを1つのグラフ上で扱う。つまり、「歯面の硬度変化」を表す棒グラフと、「pHの降下」を表す折れ線グラフを1つのグラフ内で表すので、時間的なpHの降下によって歯面がどれくらい脱灰されるかがひとめに表すことができ説得力のあるグラフとなる。

　ただし、グラフの種類によっては、混在できない組み合わせがある。たとえば、グラフの構造が違う「棒グラフ」と「バブルチャート」を混在させたり、3-D表示のグラフと通常のグラフを混在させたりすることは現在の段階ではできない。

4. 図表作成のポイント

論文に図表を載せるうえでのポイントを下記に示した。

1) その図・表のどの部分に注目し、どこがポイントであるか、わかりやすい図・表の形態を選ぶこと

2) 正確な数値を示すこと
   (1) 記載する数値は、結果で求められた多数桁の数値をむやみに使用しない。結果データの精度を考えながらつねに有効数字を用いる。
   (2) 数字はきちんと位をそろえて記入する。

3) 文章と平行して用いること（文を簡潔にすることができる）
   (1) 図の軸や表のカテゴリーおよび図・表中の数字などを説明する。

4) 図・写真・表に番号づけをする
   (1) 本文に出てくる順に一連番号をつける。
   (2) 一連番号は、アラビア数字を用い、図の番号と表の番号は別の一連番号にする。たとえば、図の場合は、図1、図2、Fig. 1、Fig. 2とし、表の場合は、表1、表2、Table 1、Table2といったようにする。
   (3) 番号に続けて、内容を手短に表すタイトル（表題）をつけるが、表の場合では表の上に書き入れ、図の場合では図の下に記載する。

5) 必要に応じて統計学的な説明を入れる
   例：$p < 0.05$；（5％水準で有意差あり）
   　　n.s.；no significant の略（有意差なし）

【参考文献】
1) マイクロソフト・ホームページ．http://office.microsoft.com/（2010年7月にアクセス）
2) 科学技術情報流通技術基準（SIST）．学術論文の構成とその要素（抜粋）．http://sist-jst.jp/handbook/sist08/sist08.htm#5-6-4（2010年7月にアクセス）

UNIT 9

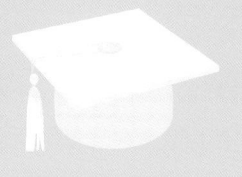

論文にまとめる

UNIT 9

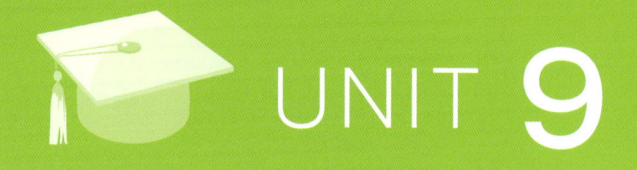

論文にまとめる

1. 論文とは

　卒業研究における論文は、講義や演習・実習で学んだことをベースにした幅広い視野から問題点を見つけてテーマを設定し、自分で何らかの科学的な手段を講じて解決策を見いだし、それを一定の形式にのっとって論理的な議論を展開することによって、1つの帰結として文章にまとめてみることである。

　したがって、第一に、論文はいわゆる「作文」や「感想文」、「評論文」、新聞の「論説文」などとは違い、自分の主観的感想や意見を述べるものではなく、事実や証明可能な推論に基づいて構成されるものである。第二に、それは「実習レポート」や「調査報告書」でもない。これまでの研究を単に整理しただけのものや、データを単に羅列しただけのものは、論文とはいわない。それらをもとに決められた形式にしたがって、自分自身でオリジナルな議論を展開しなければならない。

2. なぜ、研究を論文にまとめるのか？

1) 論理的な思考を身につける
　研究論文を書くことにより、論理的な思考経路だけでなく、文書の作成方法までも学習することができる。「自分の主張を相手にわかってもらう」ためには、まず科学的、論理的（なぜそうなったのかを論理立てて）かつ具体的（読者にわかる言葉で）に書く必要がある。研究論文をいくつか書いているうちに、考え方までが、「論理的で問題解決型」に変わっていくことに気がつく。

2) 研究への批判と質の向上
　研究論文を公表することで、さまざまな批評をもらうことができる。論文を批評されることで気分が沈んでしまう人は少なくないが、「自分で気がつかなかった結果の見方や解釈の方法を教えてくれた」と前向きに考えれば、今後の研究の質の向上にもつながる。

3) 社会的責任
　研究結果の公表は、社会的責任を果たすことである。研究はさまざまな人のサポートがあって成立するもので、協力してくれた人に対する感謝を忘れてはならない。

MEMO

3. 論文の書き方

1）論文の形式を理解する

「論文を作成する」というと、何か大変なことをするかのように思えるが、それほど難しいものではない。一般的に論文は、「緒言、対象と方法、結果、考察」の順で構成されており、これが論文の骨組みとなる。論文は、自分の考えを伝えるための手段であり、書きたいと思ったことを書き連ねてみればよい。その内容には、研究テーマはもちろん、最初に立てた仮説も含めるようにする。

2）論文の内容を考える

つぎに、その骨組みに肉づけをする。表27に、「研究論文に含まれる内容」を挙げる。論文を書き始めるときには、自分で実際に実施してきた事実を考えることなく記述できる部分から始めることが大切である。通常、表28に示したように「対象と方法」から書き始め、つぎに「結果」をデータに基づいて書いてみることを勧める。これらの項目を基本に、「これだけではいい足りないな」、「書き足したいな」と思うような部分を、補足説明していくようにする。長すぎる説明は、後からいくらでも削除、修正が可能なので、多少長くなっても気にせずに、どんどん書いてみることが大事である。「緒言」と「考察」はその後に、これまで報告された文献などを参考にして書けばよい。「緒言」から「考察」までを書きあげたら、文章全体を推敲する。書いた内容が読み手にとってわかりやすいかどうか、また、論理的であるかどうかを意識して読んでみることが重要であり、自分の言葉で説明できないような難しい表現を用いる必要はない。

表27　研究論文に含まれる内容

1）要旨・抄録：研究のなかでもっとも強調していい表したいことを重点的に書く
2）緒言
　①問題提起：研究と関連する社会的背景や問題点の記述
　②研究動機・意義：なぜ、この研究テーマを選んだのか。その意義は何か
　③研究の背景：この研究に対してはどの程度解明されているのか
　④研究目的：何をどこまで明らかにするのか（歯科保健・医療における普遍性、独創性を含む）
3）対象と方法：どのような対象を用いて、どのような方法で研究するのか
　①対象者の背景、選定方法
　②解析対象者の条件
　③評価（測定）した調査項目
　④統計学的な解析方法
　⑤倫理的な配慮
4）結果：収集したデータから、どのような事実が得られたか
5）考察：研究結果を他の研究結果と比較・照合し、その相違点から研究の意義や今後の課題について論じる
　　　　考察の最後に、「まとめ」として研究全体の要約と結論を書く場合がある
6）謝辞：指導してくれた人や協力してくれた人に感謝の意を述べる
7）引用・参考文献：引用・参考にした文献をすべて書く

表28　研究論文を書く順序

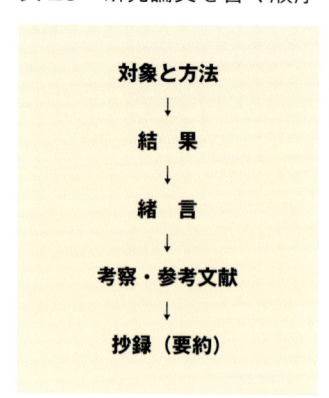

対象と方法
↓
結　果
↓
緒　言
↓
考察・参考文献
↓
抄録（要約）

（岡本和士，長谷部佳子：論文の書き方を確認しておこう —論文の組み立て方と心構え，岡本和士　編集：看護研究はじめの一歩，第1版，124-129, 医学書院，東京，2005．より）

3. 論文の書き方

3) 論文の文体
（1）論文は＜である＞調で執筆する
　＜です・ます＞調や＜だ＞調（「〜だ」）は使ってはならない。論文はなるべく主観的感情を排した、客観的文章であるべきだからである。ただし、他人の文章を引用する場合は、もちろんこの限りではない。

（2）あいまいな表現、主観的な表現、自信のない表現は避ける
　「〜と思う」「〜かもしれない」などの表現は禁物。データなどに基づいて自信をもって証明できないことは、そもそも論文に書くべきではない。また、実際には客観的に証明できることを、謙遜してわざと控えめな言い方にする配慮は、学術論文では有害無益である。学問とは検証可能な推論同士のぶつかりあいであり、論文の評価はその内容自体によってのみ決まる。いかに論者の人柄がよくても、内容がなければ論文としての価値はない。

（3）「?」や「!」などの記号は使わない。ただし、聞き取り調査の内容などの場合は例外

（4）「緒言」に書くこと
①「緒言」は論文の顔
　執筆者がこの論文に何を書こうかとしているかを示し、読み手にこの論文の意図を伝える「論文の顔」の役割をしている。そのため、自分だけがわかっているという書き方でなく、読者の立場に立って、わかりやすく書く必要がある。この部分は研究内容に関する考え方や姿勢を評価される部分なので、記述には細心の注意を払う必要がある。「緒言」は下記の手順にしたがって、記述するとよい。

　　a. 問題提起：研究と関連する社会的背景や自分の専門領域に関する一般的現状や問題点を記述し、研究の意義や性質を明確にする。
　　b. 研究の動機・意義：なぜこの研究テーマを選んだのか、その背景と意義について読者にわかりやすく記述する。
　　c. 研究の背景：これまでの報告された研究の文献を参考に、「今までの研究成果」を具体的に、かつ簡潔に記述する部分である。現状における問題点は何か、どこまで明らかにされているのか、何がわかっていないのかについてまとめる。
　　d. 研究目的：何をどこまで明らかにしたいのかとその意義、さらには研究の独創性、普遍性について述べる。どの部分を、どのような理由から、どのようにして、どこまで明らかにするのか、その意義は何か、その独創性はどこにあるのか、さらにこの研究結果に期待される歯科衛生領域での効用・貢献（研究の必要性）についてまとめる。

②分量は全体のバランスを考えて

　一般的な論文1編の刷り上がりページ数は4～6ページ、1ページはおおよそ400字詰め原稿用紙4枚（1,600字）程度と考えると、「緒言」の分量は、400字から800字程度が適当である。

(5)「対象と方法」に書くこと

「対象と方法」を明確に記述することは、あなたの研究がしかるべき科学的な手法で実施されていることの証明となる。研究計画として立案された部分をベースにして、ていねいに書く。この部分は、自身の研究だけでなく、同様の研究を行う人のためにもできるだけ具体的に記述しておくことが必要である。

①対象者の背景・選定方法：どこの所属の、どの地域の（所属や地域の特徴）どのような属性（性・年齢の範囲）をもつものを、何名、誰が、どのようにして、いつ、集めたか

②解析対象者の条件：対象者のなかで、どのような人を解析に用いるのか、その数は

③評価（測定）した調査項目：従属変数・独立変数となる項目は、何を交絡要因としたのか

④統計学的な解析方法：どのようなソフトの、いかなる解析方法を使ったのか

⑤倫理的な配慮：倫理的な問題について、どのように配慮したのか

(6)「結果」に書くこと

①結果は「事実」のみに基づいて

　「結果」では、「対象と方法」によって導かれた一連の成績を、まとめて順に記述する。注意が必要なのは、その成績に関する自己の解釈まで論述してしまうことである。「結果」では、事実のみを客観的に記述するため、「結果」における記述はすべて過去形で書くことが原則である。読み手によりわかりやすく説明するために、必要に応じて図表を作成することもある。

②結果の記述の注意点

　a. 結果に示すデータは必要最小限に

　　結果の記載は、データの解析から得られた事実をすべて羅列するのではなく、研究目的に沿って結論へ収束するために必要な最低限の結果を示すことが必要である。表の数は多くとも5～6点以内が好ましい。

　b. 結果の記述は過去形で

　　結果とは得られた事実を記載する部分なので、すべて過去形（「…・だった」、「有意な関係が認められた」など）で記述する。ただし、表を指示する記述（「年齢と血圧の関係に関する結果は表○に示す」など）は、現在形で記述する。

　c. 図表のもつ情報には短い説明を

　　図表の説明について「結果は○○表、○○図のとおりである」という記述がよくみられるが、図表は単なるデータにすぎないので、その図表のポイントを抜き出して本文中に記述する必要がある。

3. 論文の書き方

図表の説明の仕方については、下記のように行うとよい。

- 分析目的：この解析を行った目的は何か
- 表（図）の指定：「表1に示す」などと現在形で本文との対応を示す
- データを読み取る：データの読み方について説明する
- 有意差の判定を行う：有意であったか否か
- 解釈：この結果からどういうことがいえるのか

③結果には事実だけを

表の説明で、結果の得られた背景やその解釈に関する記述を目にすることがあるが、これは論文としては誤りである。結果の部分では事実のみを記載し、その結果の解釈は「考察」の部分で行うこと。

(7)「考察」に書くこと

①考察は論理的に、客観的に

「考察」では、得られた「結果」の解釈や意義（長所）、および、その研究方法の限界（短所）、などについて多面的に論述する。一般的な書き方について、順を追って解説する。

a. 「緒言」で掲げた研究目的と仮説について、簡潔に再掲する。

b. 研究の方法論に関する問題点を挙げる。
　- 調査対象の選択の方法
　- 調査項目の選定に関する妥当性、信頼性
　- 特殊な方法を用いたときや新たに尺度を作成した場合の妥当性

c. 研究の意義（研究の有用性、独創性）について述べる。
　- 他の先行研究にない、本研究の独創性のアピールを行う。

d. 先行研究と比較して、自分の研究で得られた結果の解釈と評価を行う（結果に関する考察）。
　- 先行研究があればその概要を紹介する。今回得られた知見との類似もしくは相異を論述し、その理由についても言及する。その記述には主観的な表現を避け、必ず先行研究に基づいて行うこと。記述の際、用いた文献は必ず引用文献としてリストアップすること。

e. 今回の研究では明らかにできなかったことを述べる（限界の検討）。
　- 本研究の不備を指摘し、得られた結果が専門領域にどの程度貢献できるか、どの範囲までなら利用可能かを論じる。調査方法、バイアスの有無など自分の研究の限界・欠点を明確にし、それが研究結果にどのように影響したかについても論じる。

f. 今後の研究に向けて改善すべき事項をまとめる（次回への研究の示唆）。
　- fの限界を踏まえて、今後の研究に向けて改善すべき事項などを論述する。自己の研究の短所についても、冷静に分析する必要がある。

g. 結果を要約し結論とする。
　- 本研究から得られた結果をもとに、歯科衛生の実践においてどのような示唆・提言

ができるかを論じる。

　以上の順番は多少入れ替わることもあるが、要するに「考察」では自己の主張の正当性を論理的に述べることが必要である。「考察」では、「結果」と異なり、自分の見解を述べることができるが、感想や願望のような感情的な表現は控えて、あくまでも客観的に論述することが原則である。

②考察の記述に関する注意点
　a. 結果にないことにはふれない。
　b. 勝手な解釈はせず、あくまで事実に基づいての解釈を行う。
　c. 独断的な自分の意見は入れない。
　d. 仮説と違った結果が得られた場合、それを意図的に省いてはならない。なぜ、そのようなことが生じたのかについて説明する。
　e. すべての結果について考察できるわけではないので、考察できない部分や困難な部分についても残さず記載する。

(8) 要旨・抄録の内容

①要旨・抄録の目的

　要旨・抄録とは、論文で述べる主な事実と結論が簡潔明瞭にまとめられており、それを読むだけで、本文を参照することなしに、ひととおり完結した情報が与えられることが望ましい。要旨・抄録の目的には、以下の2つがある。
　a. 自分の行おうとする研究に有益な情報を与えてくれるか否かの判断に用いる。
　b. 論文全体の内容の理解に用いる。

そこで要旨・抄録には、目的（何のために）、対象（何を）、方法（どうしたら）、結果（どうなった）を簡潔に述べることが必要となる。

②要旨・抄録記述の注意点

　要旨・抄録をまとめる際には、つぎの点に注意することが必要である。
　a. 論文本文を書き終えた後に、その要点を書く。
　b. 研究目的・方法・結果・結論に関しては、重要な情報を漏れなく具体的に記述する。
　c. 抄録には、抄録作成者の主観的な解釈や批判を加えてはならない。
　d. 表題に書いてあることを抄録のなかで繰り返すことは避ける。
　e. 投稿規定により指定された語数を守り、熟考を重ね、情報量を低下させない範囲で語句をまとめる。
　f. 文の時制は、結論の部分を除いて、原則として「過去形」で書く。
　g. 原則として文章だけにし、論文中の節、式、表、図脚注、引用文献などを引用しない。
　h. 論文中に書いていないことには、ふれない。

(9) 謝辞はどうして必要か？

　論文は自分の力だけでは書けないので、いろいろな人の協力を得て初めて完成するものである。謝辞とは、研究を行ううえで指導を受けた人や研究遂行上感謝すべき人、論文作

3. 論文の書き方

成でお世話になった人など、感謝すべき人に対してお礼を述べる部分である。とくに直接指導していただいた人や、研究の場所を提供してくれた人たちなどお世話になった方々には、必ず礼をつくす必要がある。また、個人へのお礼だけでなく、研究のための費用や場所を提供してもらった団体や施設などにも感謝の言葉が必要である。謝辞は、多くの場合以下のような方法で記述される。

・本研究にあたり直接の御指導をいただいた〇〇大学〇〇学部〇学科〇〇教授に深謝する。
・本研究の一部は科学研究費（基盤研究A〇〇〇〇）によった。

MEMO

4. 参考文献の意味と書き方

1) なぜ文献が必要か？

　論文とは、自分の結果や意見を他の報告と比較することにより、自身の結果や意見の有用性や妥当性を主張することが必要である。したがって、資料や文献を参照しないで論文を書くのは困難であり、どこからどこまでは自分の考えで、どこからどこまでは他人の研究方法や意見を利用したのかを明確にすることが必要とされる。論文に引用した資料や文献については、引用した旨を文章中に明記し、自分の主張と区別できるようにしなければならない。これは論文を執筆するときには当然の倫理的必要性でもある。

　他人の研究から引用した部分について、その引用した文献を明記せず、自分の考えた方法や意見のように使うと「無断引用」や「盗作」となる。引用部分が他人の知見であることを示すこと（出所表示）は、著作権法という法律上の義務である。

2) 先行研究と文献引用の意義

(1) 論文は、先行研究をきちんと踏まえたものでなければならない

　学問は積み重ねであり、既存の研究成果と関連のない着想は、（それが真の独創であるごく稀な場合をのぞいて）しばしば単なる思いつきにすぎない。仮に自分の論文が真の独創であったとしても、先行研究がなぜ間違っているかを指摘することは、自分の研究の独創性と矛盾するものではない。

(2) 他人の研究や既存のデータを引用する際には、必ず出典を明記する

　出典が記されていない引用は剽窃（盗作）とされ、その論文および筆者の学問的信用を失墜させる。

(3) 文献引用の際のスタイル（著者名・雑誌名・出版年など必要な書誌データと、それらの記述の仕方）は、各学問分野によって慣例が定まっている

　それにしたがわない自己流の引用は、やはり学問的評価を落とし、論文の内容自体にも無用の疑念を抱かせる。具体的なスタイルについては、日本歯科医学会の加盟学会誌（口腔衛生学会雑誌、老年歯科医学など）を標準とする。ただし、研究テーマによってとくに関連の深い学会などがあって、そこに独自のスタイルガイドがある場合は、教員と相談のうえ、それにしたがうこともできる。

(4) 論文の末尾には、必ず文献一覧をつける

　本文のなかで引用した文献はもちろん、直接引用や言及はしなかったがその分野において重要な先行研究なども含めてよい。これは、そのテーマについて今後研究を志す後進への、文献ガイドという性格ももっている。

4. 参考文献の意味と書き方

3) 文献の示し方の注意

通常、論文を書く際に引用した資料や文献は、本文中の該当箇所の右上に番号を付したうえで、本文末尾に示される。示し方の注意点をつぎに挙げる。

(1) 論文を書くうえで参考にした文献を挙げる。本文中で用いていない文献は挙げない
(2) 孫引き（他の論文で用いられた文献を使うこと）を行うときは、必ずその論文の出所を自身で確認する。できる限り一次資料を文献（論文、著書、資料）とする
(3) 文献の表示方法は雑誌ごとに異なるため、投稿する場合は必ず投稿規定で確認する
(4) 一般的に表示すべき項目はつぎのとおり

　　（雑誌）著者名：表題名，雑誌名，巻（号）：ページ数，発行年.
　　（書籍）著者名：書名，版数，ページ数，発行所，発行地，発行年.

MEMO

UNIT 9　論文にまとめる

5. 論文の体裁

1) 原稿の様式
（1）原稿は、口語体、新かなづかい、平がな、横書きとし、書体はMS明朝　ポイント11.0、A4判用紙を使用して作成する
（2）原稿は必ずWord®(Microsoft)で作成・印刷し、通しページ番号をつける
（3）投稿原稿の長さは4～8頁とする（6,000～9,200字）。また、図表は5～6枚程度別紙にまとめる

2) 原稿の記述
（1）原稿の1枚めには、論文表題と番号、氏名を明記する
（2）要約、緒言、対象および研究方法、結果、考察、結論、文献の順に記載する。見出しの前に数字はつけず、中央揃えで記載する
（3）文中の項目を細分する場合は、1．2．……、1）2）……、(1)(2)……、①②……の順とする
（4）微生物、動植物などの学名は、二名法によりイタリックとし、最初の文字だけ大文字で書く
　　たびたび使用する場合は、2回め以後、属名を省略してもよい。
　　　例）*Streptcoccus mutans* ⇒ *S. mutans*
（5）図表の書き方
①原則として、データを図と表に重複して記載しない。また、図表の枚数は必要最低限にとどめる。
②図表は本文で引用順に、図（写真を含む）は、図1、図2……、表は、表1、表2……のように一連番号をつけて、本文の最後に綴じる。
③図、写真、表は、白黒プリントを原則とする。
④図のタイトルは下に、表のタイトルは上に記載する。

6．参考文献の整理

1）原稿の様式

（1）本文中の文献引用箇所には、その右肩に一連番号を付した文献番号を記載する

　文献は本文最終項目の「文献」欄につぎのように番号順に記載する。また、同一箇所で複数引用した場合は、年代順に並べる。同時に多数の文献を引用する場合には、「……多数の報告がある[2, 3, 7)]」「……の報告がある[1-10)]。」

①雑誌論文の場合は、

　著者名（全員とする）：表題，掲載誌名，掲載巻：通巻ページの始－終，西暦年の順に記載する。

> 例1）石○○司，○井○子：小学生の要観察歯（CO）と生活習慣および心理的要因との関連性，口腔衛生会誌，55（5）：616-618, 2005.

> 例2）No ○○ Ta ○, Ma ○ yo ○ Fu ○○ ma, Taka ○ Fu ○, Ko ○ Shi ○ and Ma ○ ki I ○ ku：Order-made Oral Care for the Elderly based on an Assessment of their Independence and Oral Condition（Ⅲ）Efficacy of Oral Mucosa and Denture Cleaning for the Edentate Dependent Elderly，J．Jpn．Gerodont, 18：134-138, 2003.

（2）単行本の場合は、著者名：表題，書名，版数，引用頁，発行所，発行地，西暦年の順に記載する

> 例1）○井○子：高齢者の口腔ケアとQOLの向上，歯科衛生士のための高齢者歯科学，第1版，299-304，永末書店，京都，2005.

> 例2）Miller, J.S.：Gingivitis. Hine, M.K., Hay H.C. editors. Preventive dentistry, 2nd ed., pp.98-102, Mosby, St. Louis, 1999.

（3）インターネット・ウェブサイトから引用する場合

> 例1）厚生労働省．健康日本21．http://www1.mhlw.go.jp/topics/kenko21_11/s0f.html（2008年12月30日にアクセス）

> 例2）World Health Organization:Continuous improvement of oral health in the 21th century, http://www.who.int/oral_health/en/（2005年10日1日アクセス）．

UNIT 9　論文にまとめる

【参考文献】
1) 岡本和士　編集：看護研究はじめの一歩, 第1版, 医学書院, 東京, 2005.
2) 横山美江　編著：よくわかる看護研究の進め方・まとめ方　―量的研究のエキスパートをめざして―, 第2版, 医歯薬出版, 東京, 2011.
3) 口腔衛生学会雑誌投稿規程, 口腔衛生学会雑誌, 59 (3)：228, 2009.
4) 老年歯科医学投稿規程, 老年歯科医学, 24 (4)：401, 2010.

UNIT 10

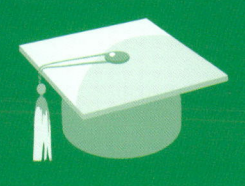

みんなの前で発表してみる

UNIT 10

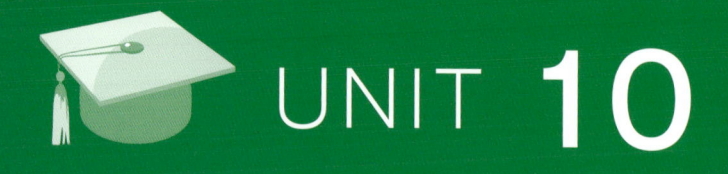

みんなの前で発表してみる

1. 卒業研究発表

　卒業研究成果は、卒業前の秋から冬にかけて卒業論文と抄録（卒業研究要旨）を持参して、卒業研究発表会として校内で開催される。卒業研究発表会は、在校生や教員を集めて実施する場合と、演習（ゼミ）で一堂に会して行う場合とがある。また、学内学会等で卒業研究発表枠を決めて実施することもある。

　発表は、口演（口頭発表）形式で10～15分程度発表し、その場でフロアの教員や在校生からの意見を聞いたり、質問に答えたりの質疑応答が行われる。卒業研究は、指導教員の指導や助言を受けての発表であるので、自信をもって対応し、謙虚に受け答えをする。

　なお、卒業研究発表会の日時や場所は公示されるが、演習で行う場合は任意に設定して実施することがあるので注意が必要である。また、卒業研究発表会の際に、他の発表者のタイムキーパーや参加者の受付を依頼されることがあるが、積極的に協力するように努める。

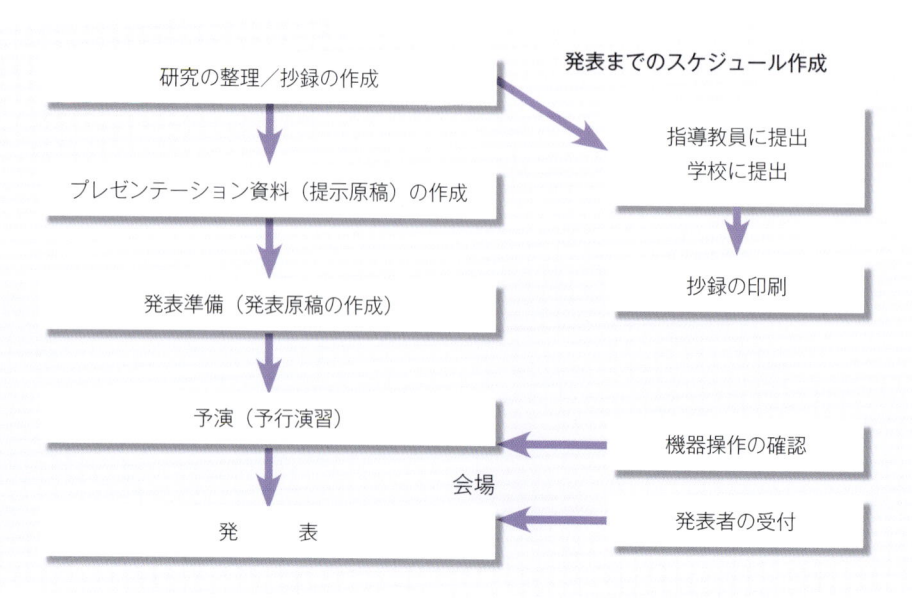

図53　卒業研究の発表手順

1. 卒業研究発表

1) 発表までの心得

　いよいよ発表である。発表（報告）というと、自分が聴衆（聞き手）の前で研究発表をする姿を想像し、とても不安になったり緊張したりする。これは誰でも経験することで、経験者でも差こそあれ緊張はするものである。発表は研究成果を事実に基づいて説明できればそれでよい。上手に発表することを考えるよりも、自分の言葉で聴衆にわかりやすく伝えることが大切である。一生懸命伝えようと努力すれば、その気持ちは聴衆に伝わる。努力した研究発表が、聴衆に受け入れられたと実感できれば、それは何ものにも変えがたい経験となるはずである。

2) 発表の手順（図53）

　卒業研究発表までの準備は、図53のような手順で進められるので、まず発表するにあたり、何をしなければならないのかを確認する。研究発表が、どのような場所でどのように行われるのか、またどのような準備が必要なのかを早めに下調べをしておく。卒業研究発表は、調査や研究が終われば、1～3か月後には発表となるので時間的余裕はない。発表までの自分のスケジュール表を作成し、慌てないよう着実に準備を進めることが大切である。

(1) 研究の整理

　データが揃い、発表が決まったらいよいよ発表準備である。発表するには、研究データを聴衆にわかりやすく説明しなければならない。それには準備の段階でもう一度、研究データをよくながめ、どのように整理して発表するのかを検討する。研究データを整理しているときに、"データはこれでよいのか"などと思うことがよくある。また、データの集計をしているときには気づかなかったことや、間違い、思わぬ結果がみえ発表のヒントとなることもある。

(2) 抄録（卒業研究の要旨）の作成と提出

　研究論文には、UNIT9でも記されているが要旨をつけることが決まりになっている。抄録は、研究内容の概略を簡潔にかつ正確に記述したものをいう。つまり、発表される研究の要点が、発表前でも理解できるように記載したものである。

　抄録の構成は、研究の「目的」、「方法」、「結果」、「考察」、「結論」の順で作成する。抄録の作成については、決まりがあるので指定形式にしたがって記載するが、1～2ページくらいでまとめるのが普通である。

　抄録の作成指導は、指導教員とのメールのやりとりで行われることが多い。指導教員の抄録の校正が完了したら、プリントアウトをして学校に提出して印刷する。印刷した抄録は、発表抄録が1つにまとめられ、小冊子になって発表会に参加する聴衆に配布される。

①抄録の作成

　抄録の作成は、一般には図54に示したようにまとめられるが、多少形式が異なることがあるので、必ず指導教員に確認する。

　抄録の書き方は、研究テーマの「タイトル」、「研究者の氏名」を最初に記載し、一行あけ

UNIT 10　みんなの前で発表してみる

て研究の「目的」、「研究方法」、「結果」、「考察」、「結論」の順でまとめる。タイトルと研究者の氏名については、英文をつけるように指示されることもある。また、研究者の氏名を記載した後に、「キーワード」をつけるように指示されることもあるので、事前に確認する。

抄録の記載は、指定の字数（フォント・ポイントを含む）が決められているのでその範囲内でまとめるが、卒業研究発表の場合は、字数等の制限がないことも多い。また、図表などは文章とは別に、自由に掲載できる形式をとっている場合もある。記載例（図54）を参考にして、指定形式に沿ってまとめるとよい。できれば、卒業生の抄録集をみせてもらうと参考になる。

②抄録の提出

抄録は、指導教員の指導を受けて最終校正が終わり、了解を得てから学校に提出し印刷する。一般には、指導教員に提出することですむ場合が多い。

抄録は、印刷すると訂正ができないので、抄録の作成が終わったらすぐに提出するのではなく、2～3日、できれば1週間くらい時間をおいて読み直してから提出する。時間をおいて読み直すと、文章が抜けていたり、表現がわかりにくかったり、数値の間違いや脱字などに気づくことがある。

（3）プレゼンテーション資料の作成

①発表方法の検討

卒業研究発表の概要と場が決まったら、どのようにプレゼンテーションするのかを検討する。抄録は参加者に配布されるが、抄録だけを資料として口頭で説明するのでは、短い時間で研究内容を理解してもらうことは難しい。スライド（PowerPoint®）、OHP（Over Head Projector）、OHC（Over Head Camera）、VTR（Video Tape Recorder）、ポスター、パネル写真やフリップ（説明用の図表）等を交え、効果的にわかりやすく説明することが必要である。そのためには、周到な準備が必要である。遅くとも発表の1週間くらい前までにはプレゼンテーション資料を揃え、発表の前日までにテストを繰り返し、提示操作が迅速に行えるように備えたい。間違っても発表会の進行の妨げにならないように準備する。

発表会に備えるには、学内で研究会や学会等の開催があれば積極的に参加して、発表やプレゼンテーションをみておくと参考になるし、慌てないですむ。

②提示原稿の作成

プレゼンテーション資料に何を用いるかが決まったら、提示原稿を作成する。提示の仕方にはいろいろあるので、よく検討してから作成に取りかかる。提示原稿は、図54の抄録に沿って作成すればよい。

提示原稿で難しいのは、プレゼンテーションの要である「結果」である。聴衆に納得してもらえるように、絵・図・表をどのように表現するかである。また、できれば、「目的」「方法」「考察」「結論（まとめ）」のスライドも表情をつけて、聴衆に注目してもらえるような工夫がほしい。

簡単に、ある程度の見栄えのよい提示原稿を作成するには、後述するプレゼンテーション用ソフト PowerPoint®（Microsoft）がある。PowerPoint® はスライド、OHP、OHC、ポスター、フリップの原稿作成に活用できる。

1. 卒業研究発表

図54 抄録（例）

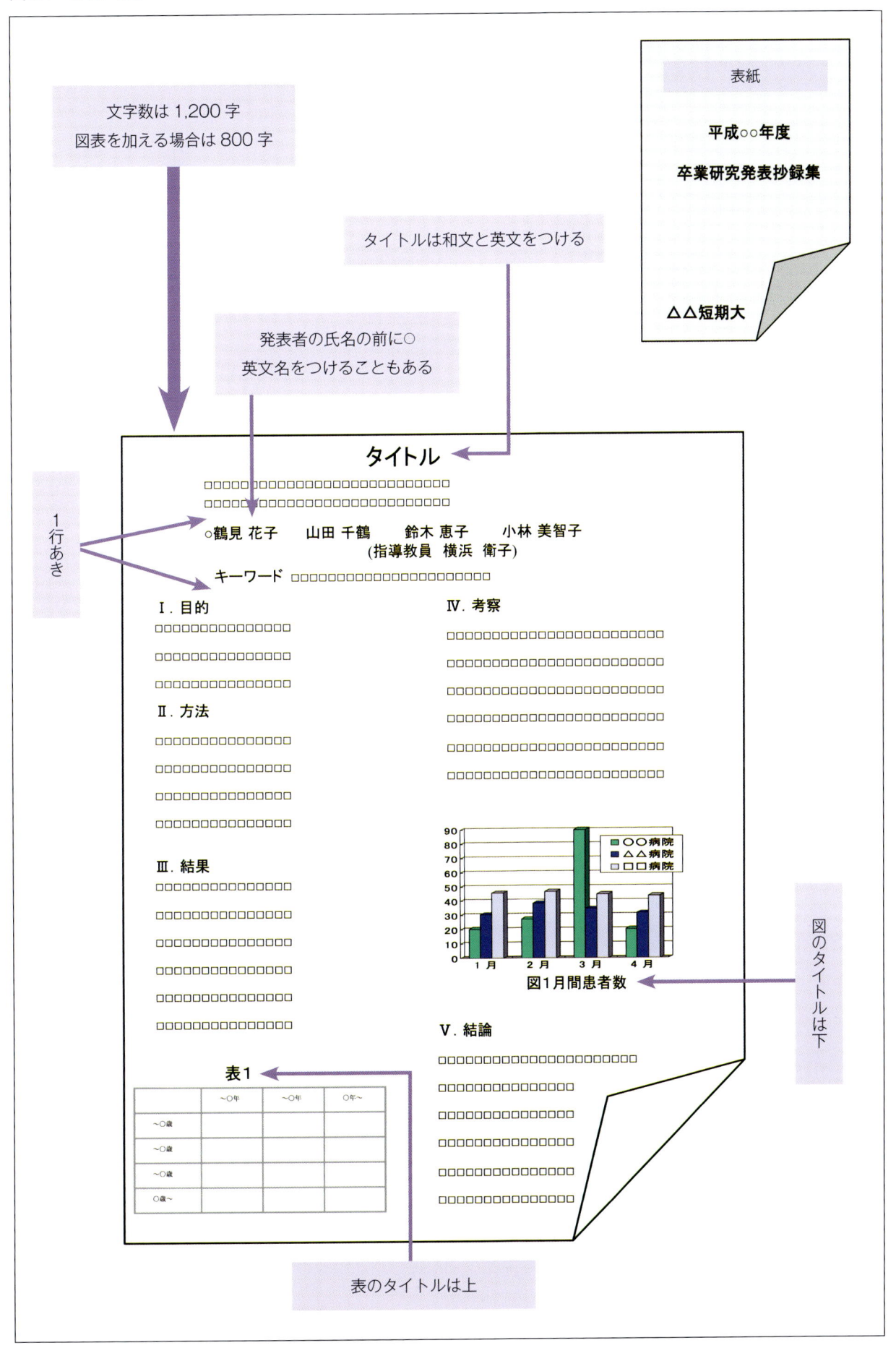

- 文字数は1,200字 図表を加える場合は800字
- タイトルは和文と英文をつける
- 発表者の氏名の前に○ 英文名をつけることもある
- 1行あき
- 図のタイトルは下
- 表のタイトルは上

表紙
平成○○年度
卒業研究発表抄録集
△△短期大

タイトル

○鶴見 花子　　山田 千鶴　　鈴木 恵子　　小林 美智子
(指導教員　横浜 衛子)

キーワード

Ⅰ．目的

Ⅱ．方法

Ⅲ．結果

Ⅳ．考察

図1月間患者数

Ⅴ．結論

表1

	～○年	～○年	○年～
～○歳			
～○歳			
～○歳			
○歳～			

UNIT 10　みんなの前で発表してみる

(4) 発表原稿の作成

　発表方法が決まり、提示原稿が終了したら、いよいよ発表原稿（読み原稿）の作成である。発表原稿は、提示原稿の順序にしたがい、様式は「である」調か、「です」「ます」調に統一する。発表原稿は、制限時間で研究成果がどのように表現できるかが鍵である。多くの聴衆に理解してもらえるような発表原稿の作成を心がける。

　発表原稿の作成にあたっては、自身が与えられた設定時間でどの程度の話ができるか、おおよその原稿の文字数で調べておく必要がある。原稿を読む速度は、読み方によって異なるが、250～350字／分くらいが平均であるといわれている。これを目安に発表原稿をまず作成し、発表原稿を作成したら、スライド等をみながら繰り返し原稿を読み、自分の発表速度を知ることである。そして時間に合わせた発表原稿に修正し、自分が読みやすい原稿に仕上げていく。読みにくい原稿だと、原稿の読みでつまずいたり、それが心配で発表がうまくいかなかったり、集中できなくなる。いくらすばらしいプレゼンテーション資料でも、プレゼンテーションがうまくいかないと、聴衆の理解が半減してしまう。わかりやすいプレゼンテーションができるように、発表原稿を何度も読み返して修正する。スムーズな発表のために、息継ぎをする箇所に／線を入れておくと読みやすくなる。

(5) 卒業研究発表の予演（予行演習）

　自分で納得した発表原稿、プレゼンテーション資料の作成が終了したら、つぎは発表前の予演である。予演は指導教員が召集し、同僚や研究メンバーの前で実践さながらの発表をする。そこで、指導教員からは発表や質疑応答等の仕方についての指導があり、同僚や研究メンバーからも感想や意見を聞くことができる。自分の発表をみてもらい、自分が普段気づかないような話し方のクセや声の大きさ、プレゼンテーションについての指摘、今まで気づかなかった研究に対する意見を聞くことができる。どんな意見や感想でもしっかり耳を傾けて受け止めることが大切である。

　初心者は発表原稿が"棒読み"になり、さらに緊張すると"早口"になる。予行練習を重ねて、緊張しながらも伝えたいことを聴衆に伝えられるような発表を心がける。

【画像の指示】

　発表には、画像をわかりやすく説明するために指示用具として、指示棒や画像を光で指示するレーザーポインターが用いられる。近年の発表では、レーザーポインターを使用することが多い。

　スライド（PowerPoint®）使用の場合は、画面に表示（内蔵）された矢印をマウス操作で指示することもできる。しかし、慣れないとマウス操作が難しく、また演者の立つ場所とコンピュータが離れた場所に設定され、マウス操作ができないこともあるので注意する。

　最近は、無線のマウスで遠方からでも操作できるものや、レーザーポインターでも無線で離れたところからスライドのコマ送りができるものもある。指示用具の使用にあたっては、赤と緑があり一般的に赤が多く使われているが、視角的には緑のほうが見やすい。

　レーザーポインターの使用にあたっては、画面でのポインターの光のブレや無意味な多動のために、画面が大変見にくいことがある。演者は、予演をとおしてポインターの手ブ

1. 卒業研究発表

レに注意し、使い方に慣れておくことが大切である。また、レーザーポインターの光は目に障害を与えるので、直接目にあてないように注意する。

(6) 発表のポイント

予定した準備がすべて終了すると、いよいよ卒業研究発表である。

今まで準備したことを最大限に活かして発表できるよう、もう一度発表資料を確認し、慌てないように落ち着いて順番を待つ。

①聴衆の前での緊張

聴衆の前で発表することは、特別な人を除いては誰でも緊張する。慣れた人でも緊張して冷や汗をかくこともある。まして、はじめての発表であれば当然である。あがって声が上ずったり、手足が震えたり、頭のなかが真っ白になったりする経験は誰にでもある。発表しているのは1人でも、研究仲間が温かい目でみてくれている。そして、指導教員が背後でサポートしてくれるはずである。1人ではないことを心得、多くの人の協力があって発表できることに感謝し、失敗も成功のうちと考え、よい緊張感になるように努力することが大切である。

また、緊張を解くには、上手に発表しようと思うのではなく、真実を科学的に証明し伝えようと努力することである。また、発表の予行練習や予演を思い出し、やれることはやったと開き直ることも必要である。何よりも積み重ねた努力が自信となり、結果として緊張感を和らげることになる。

②発表時間の厳守

卒業研究発表では、共同研究者や同僚と研究成果の共有・研究教育をすることが目的なので、十分な時間をとって行われることがある。しかし、ほとんどの場合は、発表時間を設定している。

発表時間に制限がある場合は、時間を厳守しなければならない。与えられた時間を最大限に活かして発表することが大切である。そのために発表原稿をつくり、繰り返し練習したのである。落ち着いてゆっくり原稿を読むことである。それでも、緊張すると"早口"になりがちである。できるだけゆっくり、口を大きく開いて話すようにするとよい。

発表時間終了の1分前にタイムキーパーから予告の合図を受ける場合は、発表原稿のその箇所に印をつけておくとよい。そこで多少の読みが調節できる。はじめての発表では、発表時間が長くなるよりも、早口になるので短くなることのほうが多いことを心得ておく。

③聴衆の立場に立ったプレゼンテーション

発表者の一方的な説明の場面を、発表でよくみかける。聴衆を巻き込んでの発表は無理だが、聞く聴衆の立場に立って考えることはできる。たとえば、プレゼンテーション資料で表を示し何も説明しないで「スライドが結果です」では、どこをどのようにみればよいのか、ただ眺めるだけではポイントがわからない。そのようなことがないように、発表原稿作成のときに内容をよく吟味することが大切である。

④質疑応答は研究を深める

発表は発表原稿を読めばそれですむ。しかし、質疑応答は、その場での対応が要求され

UNIT 10　みんなの前で発表してみる

るので緊張はつきものである。質疑応答の時間は3〜5分程度だが、この短い時間がとても長く感じられる。

　聴衆からの客観的な質問や意見は、自分が気づかなかったことに気づいたり、研究を進めるうえでのヒントが得られるなど、研究を深めるための貴重な機会である。発表者はこのチャンスを逃さないように大切にしなければならない。予想外の質問に言葉がつまり、うまく答えられない場合もあるが、何事も経験であると心得ておくことである。必要があれば、発表後、質問者に落ち着いた場所で質問や意見を改めて求め、回答することもできる。

　しかし、発表しても質問や意見が何もないことがある。それはとても寂しいことである。聴衆が自分の研究に興味をもってくれなかったのか、あるいはわかりにくい説明であったのかと考えてしまう。緊張のなかでも質問は必要なのである。

3) 卒業研究発表の後

　無事、発表が終われば、まずはホッと一息。この後には発表の反省会が待っている。反省会では、ネガティブな意見があったり、自分でまずかったと落ち込んだりすることもあるが、周りは自分が思っているほど問題にはしていない。マイナス面を考えるより、発想を変えて今後の研究につなげていくことが大切である。誰でもはじめからうまくいくわけではない。研究のプロセスを積み重ねていくことの大切さ、研究を進める仲間との意見交換や真実を証明していくことのおもしろさなど、すべての経験がこれから仕事をしていくうえでの糧となり力となる。そして、また研究するチャンスに恵まれれば、仕事への科学性、専門分野の研究へと育んでいくことができる。

　卒業研究発表は、研究のプロセスを経験することで、仕事の本質を理解し、本物の実践能力を身につける力を養う場なのである。

2. プレゼンテーション資料の準備

　準備する提示原稿の作成から活用について確認する。

　卒業研究や学会でプレゼンテーション資料として活用されているのは、前述しているように、スライド（PowerPoint®）、ポスター（パネル写真やフリップを含む）、OHP（Over Head Projector）、OHC（Over Head Camera）、VTR（Video Tape Recorder）である。

　学会では、スライド（PowerPoint®）とポスターに限られているが、稀にVTRを使用できる学会もある。学会では、口演のスライドのアニメーションを禁止しているところが多いので、作成時には注意する。

2. プレゼンテーション資料の準備

1) スライド（PowerPoint® ＝ Microsoft：Presentation Graphics Program）

　少し前までの学会では、スライド映写機を用いて暗い部屋でプレゼンテーションをしていたが、2000年以降はほとんどみられなくなっている。これに変わって登場したのがPowerPoint®のスライドである。

　スライドの作成、投影は、パソコンで作成した画像をそのまま液晶プロジェクターに送り、スクリーンに投影する仕組みである。スライドは、部屋を明るくしたまま簡単な操作でプレゼンテーションができ、画像が鮮明でアニメーションもできる。そのうえ作成が手軽で、作成した後のスライド修正も自由に簡単にできる。したがって、ほとんどの卒業研究や学会での口演（口頭発表）は、PowerPoint®のスライドが用いられている。

　スライド作成にあたっては、パソコンにPowerPoint®のソフトがインストールされていれば作成準備は完了である。スライド作成は、図55に示すようにPowerPoint®を①起動して、②レイアウト、③デザイン（背景）の決定、④文字の入力（絵・図・表の挿入）、⑤必要によりアニメーションの設定、⑥スライド表示の確認、⑦保存（USBやCD）をすればそれで完了である。わからない場合は、インスタントウィザートがあるので使用すれば、簡単に作成ができる。アニメーションについては、ほとんどの学会で使用を禁止しているので使用には注意する。

図55　形式

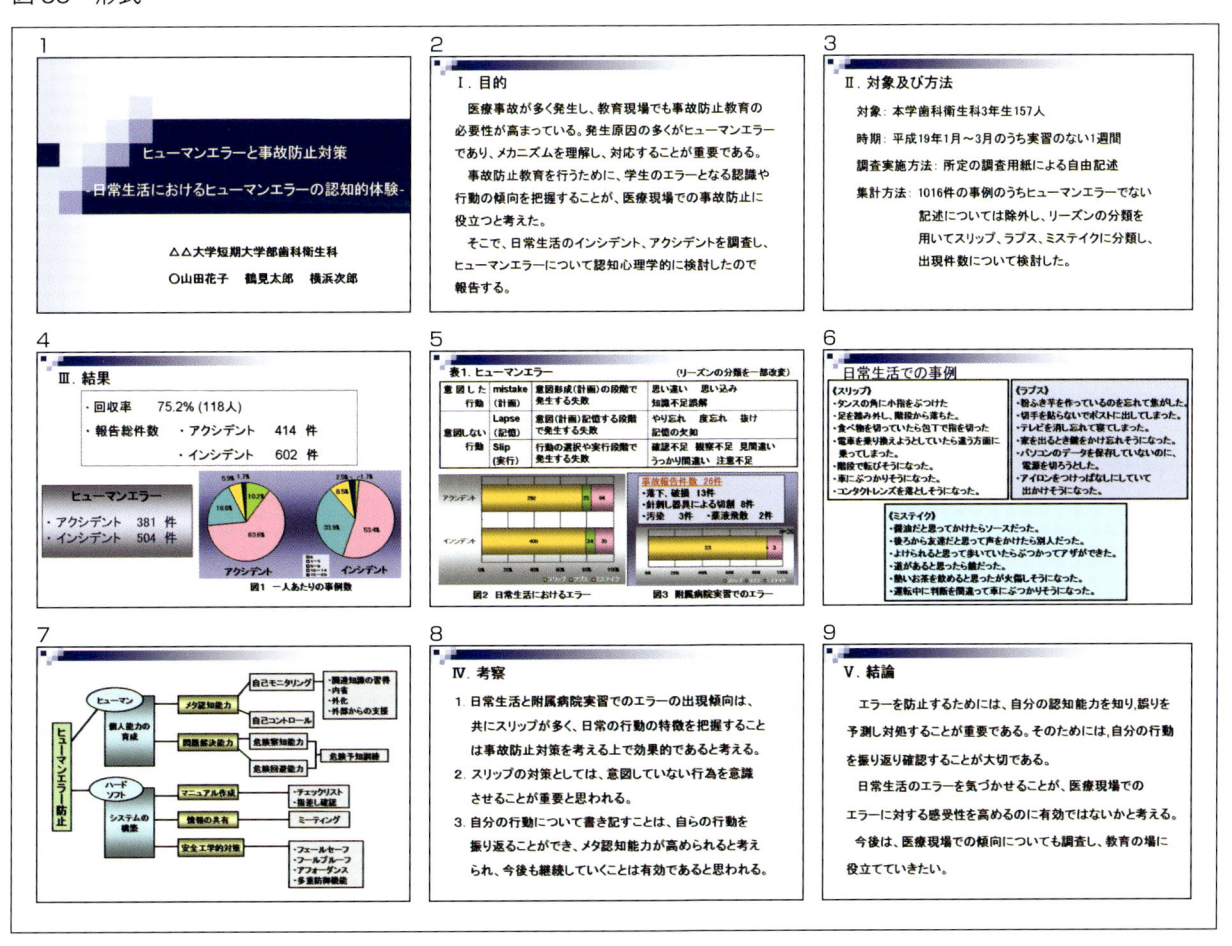

UNIT 10　みんなの前で発表してみる

(1) スライド作成

①スライドは6～10枚／10分程度に収める

　聴衆は、演者の口頭での説明を聞きながらスライドをみるので、スライドの情報はできる限りシンプルで要領を得た内容にまとめることが大切である。内容が理解できないうちにスライドが変わってしまうと、聴衆は消化不良になり段々と興味をなくしてしまう。これでは、せっかくのすばらしい研究発表も台なしである。スライドは、6～8枚／10分程度がよいといわれている。限られた枚数でどのように表現できるかが腕のみせどころである。できるだけ少なく抑え、効果的に使えるような工夫が必要である。

②スライドの構成（表現）

　スライドの構成は、図54に示したように抄録に沿って、a. 演題名、所属と研究者／b. 目的／c. 方法／d. 結果／e. 考察／f. 結論（まとめ）で作成すれば、それですでに6枚である。結果にデータの図表などを1～2枚加えれば8枚になる。「①演題名、所属と研究者」をさっと流す程度で進めれば、9枚となる（図55）。

③スライドの文字の大きさ、文字数に注意する

　スライドに書かれた文字数が多いと、聴衆は文章を読むことに集中して演者の説明を聞き逃してしまうことがある。また、文字が小さくて読めないと、聴衆はイライラして理解しようとしなくなる。このような事態は避けなければならない。文字の大きさや太さは遠目にみて読める大きさ（24ポイント以上）、文章（文字数）については、できるだけ短く表現することが重要で、文章をキーワード、写真や絵図で示すなど、工夫してわかりやすい提示を心がける。また、文章は行間をあけると読みやすくなる。

④見やすいスライドを作成する

　スライドは技巧に走らず、字や図表は遠目にみて見やすい、わかりやすいを心がけ、背景の図柄や色調に十分注意する。また、図表も見やすい色調に仕上げることがプレゼンテーション効果を高める。予演などで同僚や研究メンバーの意見を聞くとよい。

⑤重要な情報はスライドにする

　ときどき重要な情報をスライドにしないで、口頭だけで説明する演者がいる。聴衆は、口頭だけの説明では記憶に残らず、発表のポイントもつかみにくくなる。スライドで表現する内容は吟味し、伝えたい意図が十分に聴衆に理解できるようなものに仕上げる。

⑥研究倫理に関する表記をスライドにする

　倫理審査（54、55頁参照）および利益相反（COI：conflict of interest）について表示する。例としては、演題名の後か、最後にスライドを1枚加えて表記する。学会等によっては表示の指定がある場合もある。利益相反については、文部科学省「臨床研究の利益相反ポリシー策定に関するガイドライン」に表示することが求められている。

　例として、「ない場合」は、「演題発表に関連し、開示すべき利益相反関係にある企業などはありません」と表示、「ある場合」は、「演題発表に関連し、開示すべき利益相反関係にある企業などは下記のとおりです」とし、必要事項を記す。

2. プレゼンテーション資料の準備

(2) スライドの発表準備

　スライドは、アニメーションの設定でスライドの自動送りや、文字や図表の表現が自由にできる。PowerPoint® は、パソコンによって多少の機能、操作に違いがある。近年、ますますバージョンアップして表現力が増している。不明な点は説明をよく読んで作成するとよい。また、画像の指示をする場合は、画面に表示される矢印（マウス操作）により指示できるが、慣れない場合はポインター（赤または緑色）を準備する。

◆ コラム　利益相反とは何か？ ◆

　利益相反行為（りえきそうはんこうい）とは、ある行為により、一方の利益になると同時に、他方への不利益になる行為のことである。利益相反行為は一定の範囲内において不法なものであるとされ、法律でも規制の対象になっている。

利益相反（conflict of interest：COI）とは

　利益相反とは、外部との経済的な利益関係により公的研究で必要とされる「公正」かつ「適正」な判断が損なわれる、または損なわれるのではないかと第三者から懸念が表明されかねない事態のことをいう。

　利益相反は程度の差こそあれ、必ず存在するものである。利益相反があること自体が問題なのではなく、それにより研究の倫理性および科学性が揺るがないことが大切となる。

　そのため、利益相反に関しても個人で管理するのではなく、第三者が研究の倫理性および科学性を審査し担保する体制が必要である。

利益相反の影響（1）（JAMA. 1998 より）
・受動喫煙の害に関する 106 の論文を分析
・その危険性を認めていなかった 39 論文の著者のうち 29 人（74%）がタバコ会社から研究資金を受け取っていた
・タバコ会社から研究資金をもらった研究者は、そうでない研究者に比べて圧倒的に多く受動喫煙の害を否定する論文を書いていた
・研究者は論文執筆時に研究資金源を明らかにし、**読者もそれを知ったうえで論文の正当性を判断すべき**

利益相反の影響（2）（N Engl J Med. 1998 より）
・カルシウム拮抗薬の安全性に関する 70 論文を調査
・関連企業と金銭的関係をもっていた著者の 96% は使用を支持
・薬物に対する医師の研究結果と、製薬会社との金銭的関係は明らかであり、著者はこれらを完全に**開示すべき**

利益相反自己申告書を提出する対象となる研究機関に所属する研究者（研究分担者含む）
1. 臨床研究を実施する研究者
2. 厚生労働科学研究費補助金（厚労科研費）に申請を計画している研究者
3. その他、自己申告書の提出を求められた者
　さらに、学会誌に投稿する学術論文への利益相反の有無の記載も求められる。

李下に冠を正さず

UNIT 10　みんなの前で発表してみる

2）展示ポスター

　展示ポスターは、学会発表のプレゼンテーション資料として用いられる。作成については、用紙や字数などの指定はまったくない。ただ、演題名を提示する用紙の大きさや演者の写真を貼付する場合は指定があるので、指定の大きさのものを貼付しなければならない。

（1）ポスター作成

　ポスター作成は、用紙の種類や大きさに関係なく、PowerPoint® を利用して作成する。したがって作成は容易である。

①展示用パネルの大きさ（図56）を確認する

　パネルの大きさの基本は、900 × 1,800mm、1,200 × 1,800mm である。これに、演題番号と演題名（200mm）を展示すると、ポスターを貼るスペースは、900 〜 1,200 × 1,600mm となる。

②ポスターの用紙を選択する

　用紙の大きさや印字には制限はないが、1枚のポスターに仕上げて展示することが多い。A3用紙等に数枚印刷して並べて貼る場合もある（図56）。1枚のポスターに仕上げるには専用の用紙が必要で、持ち歩きが便利なように1枚の布に印刷することもできる。1枚の用紙や布に印刷するには、専用のプリンターがないと印刷ができない。PowerPoint® で作成したものを外注すれば、用紙も布も1枚3,000 〜 7,000 円くらいで仕上げてくれる。A3用紙等で仕上げるならば、用紙とプリンターがあれば印刷でき、写真用の光沢紙がよく用いられている。

③図表や絵、字の大きさ、色調に注意する

　ポスターは自由に表現できるが、できるだけ遠目でも、きれいで読みやすい字の大きさ（24ポイント以上）や字体、見やすい図表や写真などの検討が必要である。また、背景と字や図表の色彩の調和がとれていて明るいものが見やすい。

④見やすいポスターを作成する

　レイアウトを考えて、目で追うときに見やすい配置に整える。また、見栄えのよいものに仕上げる工夫も大切である。すばらしい研究でも、ポスターに注目してもらい、参加者が興味をもってみてくれなければ、せっかくの発表も台なしになってしまう。図表や写真、文字の配置、バランスに留意して作成することが大切である。

⑤研究倫理に関する表記を記載する

　スライドと同様に倫理審査および利益相反について表示する。例として、倫理審査については「目的」の文末に、利益相反開示の表示についてはポスターの最後に記載する。学会等によっては表示の指定がある場合もある。利益相反が「ない場合」と「ある場合」の表示例は136頁参照のこと。

（2）ポスター発表の準備

　ポスター発表の場合は、展示ポスターを指示しながら、口演と同じように口頭で説明するので指示棒が必要である。指示棒は演者が準備しなければならない。発表には、マイクを用意してある場合と、ない場合があるので注意する。発表は、座長の進行にしたがって

2. プレゼンテーション資料の準備

行う。ポスターセッション形式の場合は、指定された時間は、質問があってもなくてもポスターの前にいなければならない。

また、準備としてパネルにポスターを貼付するには画鋲等が必要になるので、忘れないように準備する。

図56　ポスター展示（例）

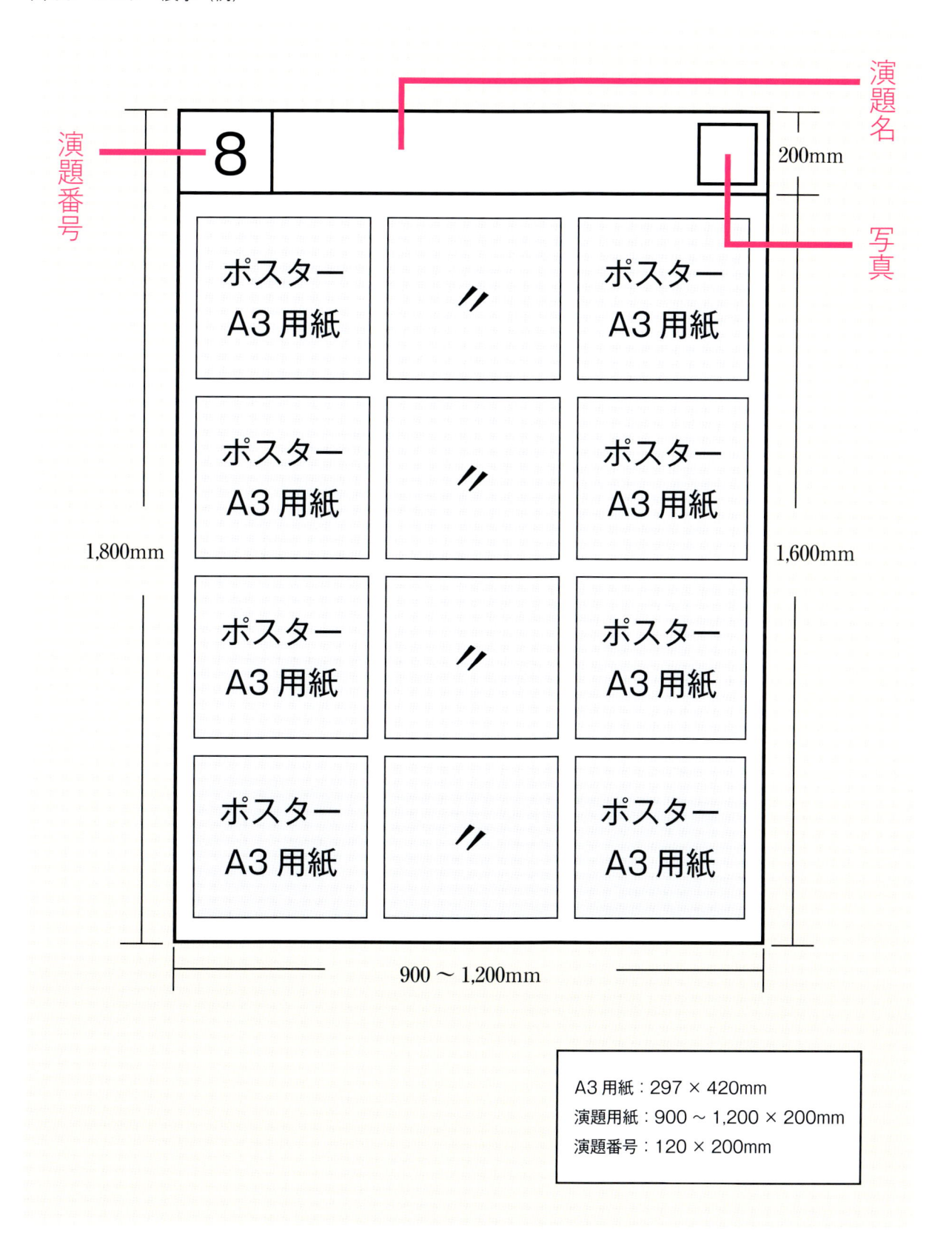

A3用紙：297 × 420mm
演題用紙：900 ～ 1,200 × 200mm
演題番号：120 × 200mm

UNIT 10　みんなの前で発表してみる

3）パネル写真やフリップ

　卒業研究発表会では、発表会場にパネル写真やフリップ（flip chart）を展示して、発表をすることがある。学会などで行われているポスター発表と基本的には同じである。発表会場にあった展示物の大きさや、配列に注意する。また、写真撮影は、人物等については個人情報保護法により撮影に制限があるので十分注意する。

　　発表準備：プレゼンテーションで、パネル写真やフリップの指示をする場合は、指示棒を準備する。

4）OHP（Over Head Projector）

　OHPは、明るい光源と冷却ファンを内蔵した箱の上にレンズを付属した装置で、その上にアームが伸びていて、反射鏡に光を反射してスクリーンに投影する仕組みである。投影するには、レンズの上にTPシート（透明なA4のシート）を置く。下からの光源がTPシートを透過して、反射鏡に光が集光してスクリーンに投影される仕組みである。OHPは室内を明るくしたまま、聴衆と対面して演者が画像を見ながら、聴衆に口演することができる。

（1）OHP原稿（TP）作成にあたっての注意点

① TPシートの準備

　TPシートには、手書用、コピー用、プリント用のシートがあり、カラーシートも市販されている。

② TPの作成方法

　TPの作成は、TPシートに水性や油性ペンで手書きするか、プリントやコピーをするだけで、簡単にできあがる。カラーペンや、カラーシートを用いれば、変化に富んだ、きれいなTPをつくることができる。プリントやコピーをする場合は、機器をOHP用に設定し、専用のTPシートを用いる。専用のTPシートでないと、インクが乗らない場合があるので注意する。

③ TPシートの余白

　プレゼンテーションがしやすいようにTPシートの余白を十分とる。

④ TPの修正と取り扱い

　TPの内容は、修正ができないので下書きの用紙にデザインしてから着手するとよい。また、コピーやプリントの直後は、汚れるのでインクが乾くまでTPシートの取り扱いには注意する。手書きの際は、汚れたり、手の脂が付着して書きにくくなったりすることがあるので、シートの上に紙を置いて書くなどの注意が必要である。

⑤ 色彩

　色は見やすくきれいなものに仕上げる。1色よりは2～3色のほうが見やすく、わかりやすい。基色は、黒色より青色のほうが見やすく、色が多すぎるとかえってわかりにくくなるので、5色くらいまでにとどめる。

⑥ 画像の拡大

　大会場や細かな図表や複雑な図表の提示には不向きである。TPの拡大率は、投影距離

2. プレゼンテーション資料の準備

（OHPとスクリーンの距離）を 2m（1.5～2m が限度）とすると 5～8 倍程度。拡大率を 2m 以上にすると、鮮明な画像は得られない。

（2）OHP の利用法（投影法）

　OHP の主な利用の仕方に下記のような方法がある。

① TP シートに必要な事項を記入しておき、OHP によって提示する方法
② 絵、地図、図、グラフなどをチャートのように TP 化して提示する方法
③ プレゼンテーション時に、TP シートに書き入れたり消したりしながら提示する方法
④ TP シートを重ね合わせたり、取りはずしたりしながら提示する方法（重ね合わせ枚数は TP シートの厚さによるが、4～5 枚程度は可能である）
⑤ OHP ガラスのステージ上に、物を並べたり置き換えたりして具体的に提示する方法
⑥ TP シートに書き入れた内容を、隠したり表示したりして提示する方法

5）OHC（Over Head Camera）

　OHC は、提示装置、ビジュアルプレゼンターなどといわれている装置である。OHP とは異なり、紙などに印刷した提示原稿をそのままカメラで撮影し、液晶プロジクターに画像を送りスクリーンに投影する仕組みである。原稿の作成に時間をかける必要がなく、カラー写真を鮮明に見せることができ、部分的なズームアップも自由にできること、細かな図表や複雑な図表、器械操作や実物の提示、手書きも可能である。

　また、OHP 同様、OHC も室内を明るくしたまま、聴衆と対面して演者が画像をみながら聴衆に口演することができる。さらに、同じスクリーンを使って、スライドや VTR を切り替えて投影できる利便性がある。

　　発表準備：プレゼンテーションの際には、事前に OHP または OHC の電源、TP のセットの仕方、
　　　　　　ピントやスクリーン角度（拡大率等）については確認すること。また立つ位置（必要
　　　　　　に応じて指示棒の用意）や、TP シートの交換時間を考えて TP シートの枚数を決める。
　　　　　　発表する場によって、TP シートの枚数制限をしていることがある。

6）動画（VTR）・DVD（Digital Versatile Disc）

　動画で実体感を伝える場合に用いられる。VTR を使用する場合は、OHC やスライドと切り替えながらプレゼンテーションが行われる。VTR を撮る際は、後の編集を考えて計画的に撮影する。

　人物等の撮影には施設や本人の許可が必要で、個人情報保護法により撮影には制限がある。大衆の写真を使用する場合も、人が特定できないような配慮が必要である。卒業研究の場合は、必ず指導教員の指導のもとで撮影する。また、画像の編集は、内容をよく吟味して編集することが必要で、VTR は十分慎重に取り扱わなければならない。

　　活用：プレゼンテーションでは、スライドや OHC と併用できるが、交換する場合は、切り替え
　　　　　のタイミング、機器の操作に留意する。

UNIT 10　みんなの前で発表してみる

【参考文献】
1) 藤田和夫　編集：これならできる看護研究，第1版，照林社，東京，2007.
2) 川村匡由，川村岳人：改訂　福祉系学生のためのレポート＆卒論の書き方，第1版，中央法規出版，東京，2005.
3) 岡本和士　編集：看護研究はじめの一歩，第1版，医学書院，東京，2005.
4) 鈴木庄亮，川田智之．保健・医療・福祉のための論文のまとめ方と書き方，第1版，南江堂，東京，1999.
5) 鶴本明久，豊島義博，島田達雄　監修：「歯科衛生士」別冊　歯科衛生士のための臨床論文の読み方 —歯科二次情報集—，第1版，クインテッセンス出版，東京，2004.
6) 田中 潔，竹村嘉夫：目でみる論文の書き方・学会発表の仕方，第1版，デンタルダイヤモンド，東京，1989.
7) 文部科学省：臨床研究の利益相反ポリシー策定に関するガイドライン，2006.

付　録

学会での研究発表

付録　学会での研究発表

　これまで卒業研究について述べてきたが、卒業後は学会や研究会での研究発表、職場での症例研究の報告会などの機会がある。専門分野の科学性を求めて、積極的に参加し、研究発表能力を高める努力をしよう。

　学会（以下、研究会等を含む）での研究発表は、基本的にはほとんど卒業研究発表と変わりはない。ただ、卒業研究発表は、学内で指導教員の下で行われるので簡易な手続きですむが、学会での研究発表の場は多くの人を対象にするので、発表までの準備や手続きが必要になる（図57）。

図57　学会での研究発表の手順

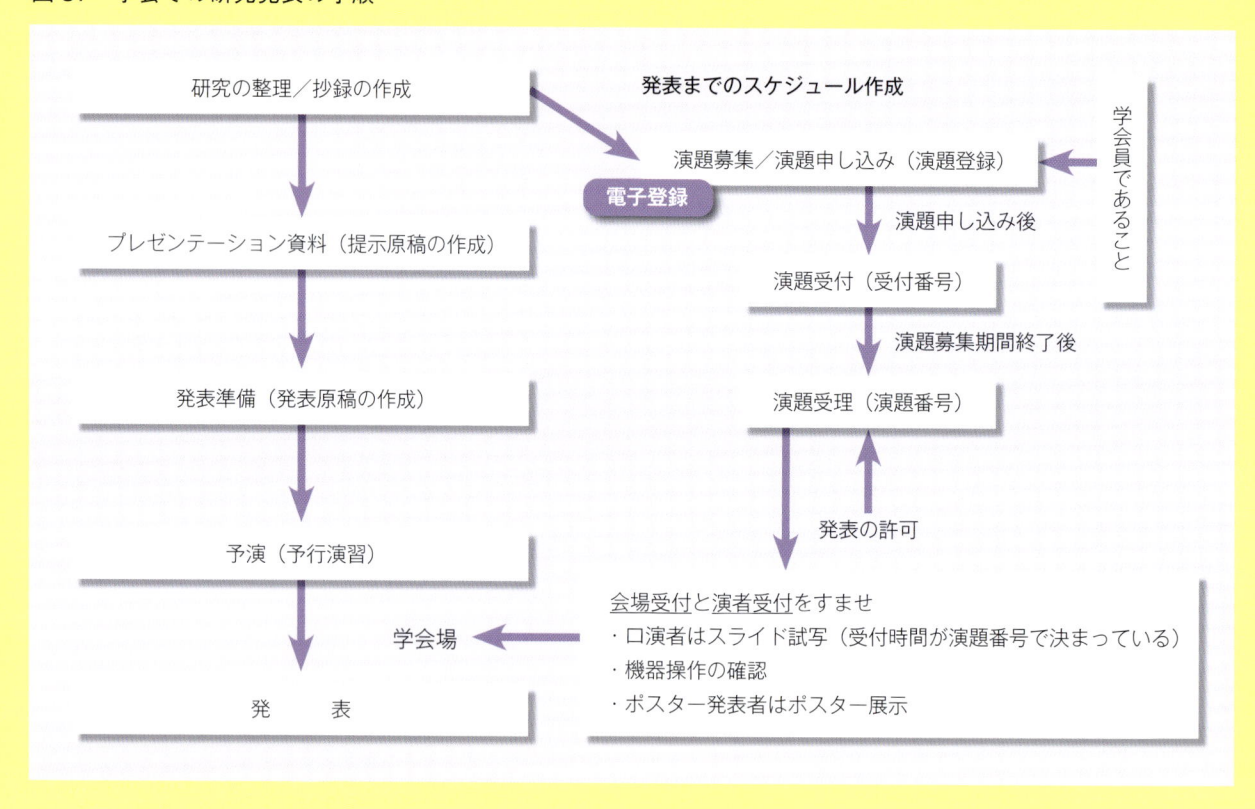

研究の整理／抄録の作成　→　発表までのスケジュール作成

- プレゼンテーション資料（提示原稿の作成）
- 発表準備（発表原稿の作成）
- 予演（予行演習）
- 学会場
- 発　表

- 演題募集／演題申し込み（演題登録）　電子登録　←　学会員であること
- 演題申し込み後
- 演題受付（受付番号）
- 演題募集期間終了後
- 演題受理（演題番号）
- 発表の許可

会場受付と演者受付をすませ
・口演者はスライド試写（受付時間が演題番号で決まっている）
・機器操作の確認
・ポスター発表者はポスター展示

1）発表手続きまでの準備

　学会での研究発表では、多々ある研究会や学会のどこで、どのように発表するのか、また事前にどのような準備をしなければならないか、発表までの手続きについて確認してみる。

(1) どこの学会で研究発表をするのか

　学会については、歯科医学会のホームページをみれば、学会の学術大会開催日、会場の一覧をみることができる。まず自分の研究内容に照らし合わせ、どこの学会や研究会で発表するのが適当かを検討しなければならない。

　また、学会発表は学会員でなければ発表することはできない。すなわち発表者（演者）だけでなく、発表者に名前を連ねる場合も学会員であることが必要である。研究者のなか

付録　学会での研究発表

に未会員の人がいると、発表の申し込み（演題登録）をしても受理されない。発表する学会の選択とともに、研究メンバーの学会への加入状況の確認も必ず事前に行う。

(2) 発表形式の選択

研究発表の場が決まったら、つぎに、どのようにプレゼンテーションをするか決める。学会での研究発表では、大きく分けて"口演発表"と"ポスター発表"の2つがある。小規模な学会や研究会では、"口演発表"で行われることが多いが、参加者の多い学会では、"ポスター発表"が多くみられるようになっている。ほとんどの学会では、"口演"と"ポスター"発表の両方を取り入れて実施しているが、なかには"ポスター"のみという学会もある。近年の学会では、口演よりもポスター発表の演題数のほうが増えている。

発表する学会が、どのような形式で実施しているのか、また、研究発表の内容がどちらに適しているかをよく考えて選択する。発表についての詳細は、学会の学術大会開催通知（ホームページ）や学会誌に掲載されるので、方法についての要項に必ず目をとおしてから決定する。

(3) 抄録（研究の要旨）の作成

抄録は、演題登録の際に一緒に提出しなければならない。したがって、抄録の準備ができてから演題を登録をすることになる。学会の抄録は、発表前に参加者や学会員に配布する資料で、事前に予備知識や興味のある演題の抄録を読んで発表会場に向かい、研究者の説明をより深く理解してもらう大事な資料である。

抄録の公表形式は基本的には共通である。形式は131頁、図54 抄録のように、①演題名、②演者の氏名と所属、③キーワード、研究の④目的、⑤方法、⑥結果、⑦考察、⑧結論の形式で作成する。抄録は、聴衆への大切なメッセージであるため、演者は抄録作成の際には研究結果のポイントを整理し、聴衆に何を伝えたいのかをはっきりさせ、簡潔に抄録をまとめることが重要である。

抄録の様式は、字数などを指定しているので、学会の演題募集や学会誌の関係ページを必ず参照して作成する。

2) 発表の手続き

発表する学会と発表形式が決まり、抄録の作成が終わったら発表の手続き、演題の申し込みをする。

(1) 演題申し込み（演題募集・演題登録）

一般研究発表をするには、演題申し込みをする必要がある。学会の学術大会開催通知の演題募集要項を確認して、演題申し込みの手続きをする。演題申し込みの際はもう一度、演題名が研究内容を適切に表現したものであるかを吟味してから登録する。演題名はいわ

付録　学会での研究発表

ば研究への注目、関心度を図るもので、参加者が演題名をみて興味ある研究か否かを瞬時に判断する重要な資料である。研究者はこのことをよく理解しておかなければならない。

演題登録は、指定された受付期間内に所定の様式にしたがって学会に申し込みをする。登録事項（図58）は、①発表の演題名（和文と英文）、②演題テーマのカテゴリー、③キーワード、④発表形式、⑤発表演者の氏名・所属・連絡先、⑥共同演者の氏名と所属、⑦抄録（研究内容の要旨）、⑧パスワード（電子登録）等である。最近では、ほとんどの学会が演題申し込みをインターネット（電子登録）で受け付けている。

電子登録での演題申し込みは、受付期間中に学会の演題募集の画面を開き、手順にしたがって入力すると簡単にできる。また、申し込み期間内であればパスワードを入力して登録画面を開き、受付番号を入力すれば、登録原稿の修正、削除が容易にできる。反面、登録後は画面の指示にしたがい必ず登録内容を確認する必要がある。登録が不完全なために不採用になったり、まったく登録ができていなかったりすることがある。

演題登録をすると、必ず受付確認（受付番号）の連絡が通知（電子登録の場合はメール）されてくる。そして、登録受付期間終了後に、登録受理の審査結果が文書（演題番号）で通知される。電子登録の場合は学会ホームページで受理した演題の受付番号が表示されることもある。

一般に電子登録の場合、図58に示した項目すべてを決められた字数に収める。文字数が1字でも越えると登録ができないように設定されている。

(2) 演題登録での注意

大きな学会では、ホームページから会員パスワードを入力しないと、電子登録ができないようになってきている。学会の演題登録は、学術大会を担当する事務局に提出することになるが、学術大会を主催する大会長は毎年交代するので、学会誌や学会ホームページで提出先を間違えないように確認する。

演題登録が電子登録で手軽になった反面、入力されたものが抄録としてそのまま印刷、または電子文書で公開されるので、文章の校正はない。ペーパーレスで登録が容易にできるので、うっかりミスが多くなっている。一度公開された文書には責任が発生するので、誤りがないかを十分に点検してから送信することが大切である。

3) 研究発表について

学会発表では、演者は必ず総合受付をすませて、演者受付をしてから発表会場に向かう。ポスター発表の場合は、ポスター会場の入り口で演者受付をしていることもあるので注意する。演者受付は主催者が演者の出席状況を把握するものなので、来場したらただちにすませる。

口演でスライドを発表する場合は、演題番号順にスライドを提出するようになるので、ファイルしたUSBまたはCDを持参して、指定された時間にスライド試写会場に集合する。

付録　学会での研究発表

図 58　演題申し込み（電子登録例）

第○回日本○○学会総会および学術大会演題登録

【例：入力項目】
登録番号：入力の必要はない。登録すると自動で入力される
発表形式：（選択）　1．口演発表　　2．ポスター発表
発表者の姓（漢字）：山田
発表者の名（漢字）：花子
発表者の姓（ふりがな）：やまだ
発表者の名（ふりがな）：はなこ
発表者の姓・名（英名）：Hanako　Yamada
1 発表者の所属機関名：△△短期大学歯科衛生学科
発表者の所属機関番号：1
発表者の所属先住所の郵便番号：2●0－0001
発表者の所属先住所都道府県：●奈●
発表者の所属先住所：●浜市鶴●区鶴●1－●－3
発表者の所属先の電話番号：〇〇〇－〇〇〇－〇〇〇〇
発表者の所属先の内線番号：2●2●
発表者の所属先のＦＡＸ番号：〇〇〇－〇〇〇－〇〇〇〇
発表者の所属先のメールアドレス：△△△△△△△△＠＊＊．ac.jp
発表者の所属先のメールアドレス（再入力）：△△△△△△△△＠＊＊．ac.jp
共同研究者 2 の姓（漢字）：佐藤
共同研究者 2 の名（漢字）：ひろみ
共同研究者 2 の姓（ふりがな）：さとう
共同研究者 2 の名（ふりがな）：ひろみ
共同研究者 2 の姓・名（英名）：Hiromi Sato
共同研究者の所属機関 2：〇〇歯科衛生士専門学校

カテゴリー：選択肢があり番号を選択する
演題名（和文）：タイトルを入力する
演題名（英文）：タイトルを入力する
キーワード：5 つ以内
抄録本文：

```
【目的】

【方法】

【結果】

【考察】

【結論】
```

抄録用図表の有無：　1．あり　　2．なし
参照・更新パスワード：半角英数文字を使用して入力する

―下記のような文字数制限があるので確認して入力する―
所属機関は 50 文字　／　著者は 30 文字　／　共同研究者 10 名まで入力可　／　演題名が全角換算で 25 文字
抄録本文が全角換算で 1,200 文字以内　／　合計文字数は　2,000 文字以内

付 録　学会での研究発表

パソコンによってスライドの文字等がずれる場合があるので、必ず試写してスライドを確認する。学会での一般発表では、パソコンを持ち込んでの映写はできない。また、持参するUSBやCDは必ずウィルスチェックをする。

　ポスター発表の場合は展示等の時間が指定されているので間違いのないようにする。

(1) 口演発表

　口演発表は座長の進行で、来場した聴衆を前に演者が口頭で研究成果を説明し、発表後にその場で質疑応答が行われる発表形式である。口演は、研究成果を多くの聴衆と共有できるという特典があるが、限られた時間内での発表・質疑応答になるので消化不足になることもある。

　学会では多くの研究者に発表の機会を与える必要があるので、時間は厳しく制約されている。

　口演発表は座長のリードで進行され、発表時間はタイムキーパーによって計られる。発表時間の合図は場によって異なるが、合図はベル（またはランプ・ブザー）で行われるのが普通である。ベルは制限時間の1分前（予告）と終了時間の2回に設定していることが多いようである。ときどき、時間を無視して発表時間を延長する人が見受けられる。発表時間を越えると15～30秒ごとにベルが鳴らされ終了を催促される。また、座長が発表途中でも演者の発表を終了させたり忠告したりすることもある。このような姿は大変見苦しいものである。多くの研究者が発表できるように時間を区切っているわけであるから、できる限り時間どおりに終わるように演者は注意しなければならない。

　発表は、口頭で説明して聴衆に理解してもらわなくてはならない。聴衆の手元に抄録はあるが、短時間で研究成果を理解してもらうには、それだけでは十分に伝えることは難しいのでスライド（PowerPoint®：Microsoft）が用いられる。スライドは、できるだけ簡潔明瞭に図表などで表現し、瞬時に理解しやすい、わかりやすいプレゼンテーションを心がける。また、事前に活用方法を熟知し、機器操作の確認をしておくことも大切である。必要なことは発表原稿に印をつけておくとよい。たとえば発表原稿に、スライドを換えるところは改行してゴシック体にするとか、UNIT10で述べたように息継ぎのところに／線、発表終了時間1分前のところに赤印を入れるなど、スムーズな読み、時間どおりの発表ができるような工夫も大切である。

(2) ポスター発表

　ポスター発表には、「ポスター発表形式」と「ポスターセッション形式」がある。

　ポスター発表は、1つの会場に多数のポスターを一定時間展示し、参加者が自由にみて回れるのが特徴である。したがって、興味のあるものだけを選んでみることができる。テーマに興味のある研究者と参加者が、個別に直接説明や質疑応答ができるという特典はあるが、多くの人と研究結果を共有することはできにくくなる。

　ポスター発表でのセッションは「ポスター発表形式」の場合は、ポスター前に集まった

付録　学会での研究発表

聴衆に向かって、口演と同じように設定された時間内で研究成果を説明し、その後に質疑応答をする。それに対し「ポスターセッション形式」の場合、発表はなく質疑応答の時間だけが設けられ、演者がポスターの前で、個別に直接参加者から質問を受ける形式である。「ポスター発表形式」の場合は座長が進行するが、「ポスターセッション形式」では、座長が進行する場合と、座長なしで演者が参加者から直接フリーで質問を受ける方法とがある。ときにはポスターを貼るだけで、発表も質疑応答時間も特別に設定しないで、まったくフリーの場合もある。したがって、口演発表に比べてポスター発表はかなり自由といえる。

　ポスターは、貼付時間と撤去時間が決まっている。ポスターを演者は責任をもって、演題番号付の展示用パネルに自分で準備した画鋲等を使ってポスターを貼付したり撤去したりする。ポスターの展示時間を過ぎても貼っていない、時間前に外す演者が稀に見受けられる。これはルール違反である。また、ポスターを外さないでそのままにして帰る演者もいるが、主催者側に迷惑をかけることになるので注意する。

【参考文献】
1) 藤田和夫　編集：これならできる看護研究, 第1版, 照林社, 東京, 2007.
2) 川村匡由, 川村岳人：改訂　福祉系学生のためのレポート&卒論の書き方, 第1版, 中央法規出版, 東京, 2005.
3) 岡本和士　編集：看護研究はじめの一歩, 第1版, 医学書院, 東京, 2005.
4) 鈴木庄亮, 川田智之. 保健・医療・福祉のための論文のまとめ方と書き方, 第1版, 南江堂, 東京, 1999.
5) 鶴本明久, 豊島義博, 島田達雄　監修：「歯科衛生士」別冊　歯科衛生士のための臨床論文の読み方 ―歯科二次情報集―, 第1版, クインテッセンス出版, 東京, 2004.
6) 田中潔, 竹村嘉夫：目でみる論文の書き方・学会発表の仕方, 第1版, デンタルダイヤモンド, 東京, 1989.

索 引

あ
Abstrct（抄録）	36
ID	57
アニメーション	135
アンケート調査（質問紙法）	64、68

い
Index	37
イタリック	124
インターネット	64
インタビュー	40
インフォームドコンセント	51、56
医学中央雑誌	32

う
Web ブラウザ	30
Welch の検定	91

え
Excel®（Microsoft）	37、69、97
F 検定	91
X 軸	104
エンドノート	37
疫学研究	40、45
円グラフ	101
演習	114

お
OHC（Over Head Camera）	130、141
OHP（Over Head Projector）	130、140
折れ線グラフ	100

か
χ^2 検定（カイ二乗テスト）	91
カテゴリー	40
回帰分析（regression analysis）	88
改ざん	50
介入研究	43、44
介入調査	40
科学技術・学術	28
仮説	23
間隔（距離）尺度	73
観察調査	64
患者由来アウトカム	45

き
キーワード	36
棄却（否定）	91
危険率（有意差）	91
記述疫学的研究	23
記述研究	23
基礎研究	40、43
帰無仮説	91
近似曲線	106

く
Google	27
グラフ	98
グループインタビュー	41
グループ研究	17
区間推定	90
群間比較	23

け
経済的アウトカム	45
結果	116、118
研究	10
研究計画	26
研究テーマ	20
研究方法	14
検定	91

こ
コクラン共同計画	34
コホート調査	40
口演	128
効果評価（アウトカム）	44
講義	114
考察	116、119
交差法（クロスオーバー法）	44
厚生労働省	28
個人研究	17
個人情報	57
個人情報の保護に関する法律	57
個別インタビュー	41

さ
The Cochrane Library	34
サンプリング	43
サンプルサイズ	40
サンプル数	72
最小値	84
最大値	84
最頻値（モード：mode）	85
散布図	104
散布度（ばらつき）	85

し
歯科衛生士憲章	51
実験群	44
実験テーマ	21
実習	114
実態調査	43
質的研究	14、40、41
質的データ	73
質問票	40
四分位偏差	85
謝辞	120
自由意思	56
重回帰分析	88
自由回答	71
集合調査法	64
出典	122
抄録	120
緒言	116、117
資料	122
事例研究（ケース・スタディ）	67
新聞記事	40

す
スケール	40
スライド	130、135
スライド作成	136
推定	90
数値	40

せ
正規分布	91
先行研究	122
全数調査	80

そ
ソフトウェア	74
相関（相関関係）（correlation）	87
卒業研究	10
卒業研究成果	128
卒業研究発表会	128

た
タイトル	36
タイムキーパー	128、133
対照（コントロール）群	44
対象と方法	116、118
代表値	84
多肢選択法	71
多重比較（multiple comparison）	92
単回帰分析	88
断面調査	40

ち
中央値（メディアン：median）	84
調査テーマ	21
直接記入式調査	64

索 引

て
t 検定	91
データ収集	64
データベース	67
電子ジャーナル	30
展示ポスター	138
点推定	90

と
統計学的仮説	81
統計学的推定	80
統計学的モデル	81
統計調査	28
投稿規定	123
動物実験	40
盗用	50
度数分布表	83

に
ニュルンベルグ綱領（Nuremberg Code）	51
二重盲検法	44
入力フォーマット	74

ね
ねつ造	50

の
ノンパラメトリック検定	91、93

は
PowerPoint® (Microsoft)	130、135
PubMed	28
8020 推進財団	28
8020 調査・研究事業	28
パスワード	57
パネル写真	130、140
バブルチャート	106
パラメトリック検定	91
箱ヒゲ図	84
範囲	85、86

ひ
PDF ファイル	28
ヒストグラム	83
百分位（パーセンタイル：percentile）	85
表計算ソフト	69
標準誤差（standard error：SE）	85、86
標準偏差（standard deviation：SD）	85、86
評定法（順位づけ）	71
標本	80
標本抽出法	80、81
標本調査	80
比例（比）尺度	73

ふ
VTR（Video Tape Recorder）	130、141
フォーマット	74
プライバシー保護	56
フリップ（説明用の図表）	130、140
フルテキスト	28
プレゼンテーション	130
複合グラフ（2軸グラフ）	108
不利益	56
分割円グラフ	102
文献	122
文献検索	26、67
文献テーマ	21
文献番号	125
分散（variance）	85、86
分散分析(analysis of variance：ANOVA)	92
分析疫学的研究	23
分析研究	23

へ
ベリファイ	74
ヘルシンキ宣言(Declaration of Helsinki)	51
平均値（ミーン：mean）	84
平均値の差の検定	91
変異係数	85

ほ
ポスター	130
ポスター作成	138
ポスター発表	138
ボランティア	43
棒グラフ	99
母集団	80

ま
マスメディア	40
孫引き	123

む
無作為抽出法	81

め
MEDLINE	28
メディカルオンライン（Medical Online）	33
面接式質問調査	64
面接調査	64

も
問題解決	10
問題発見	10
文部科学省	28

や
Yahoo	27

ゆ
有意差検定	23
有意抽出法	81
郵送法	64

よ
要旨	120
予演（予行演習）	132
予備実験(パイロットスタディ)	40
予備調査	40

ら
ランダムサンプリング	44

り
researchmap	34
利益相反（COI:conflict of interest）	136、137
リスク（危険・不都合）	56
量的研究	14、40、43
量的データ	73
臨床研究	40、43
臨床的アウトカム	45
倫理	50
倫理指針	52
倫理審査委員会	54
倫理審査申請書	54
倫理的配慮	54

れ
レーザーポインター	132
レーダーチャート	103
レポート	16

ろ
論文	114

わ
Word® (Microsoft)	37、97
Y軸	104

クインテッセンス出版の書籍・雑誌は、歯学書専用
通販サイト『歯学書.COM』にてご購入いただけます。

PCからのアクセスは…
歯学書　検索

携帯電話からのアクセスは…
QRコードからモバイルサイトへ

QUINTESSENCE PUBLISHING 日本

歯科衛生士教育サブテキスト
卒業研究 HAND BOOK

2011年5月10日　第1版第1刷発行
2023年4月20日　第1版第3刷発行

監 著 者	眞木吉信
著　　者	薄井由枝／品田佳世子／白鳥たかみ／ 杉原直樹／田村清美／松田裕子
発 行 人	北峯康充
発 行 所	クインテッセンス出版株式会社 東京都文京区本郷3丁目2番6号　〒113-0033 クイントハウスビル　電話(03)5842-2270(代表) 　　　　　　　　　　　(03)5842-2272(営業部) 　　　　　　　　　　　(03)5842-2279(編集部) web page address　http://www.quint-j.co.jp/
印刷・製本	大日本印刷株式会社

Printed in Japan　　　　　　　　　　　　　　禁無断転載・複写
ISBN978-4-7812-0200-6 C3047　　　　　落丁本・乱丁本はお取り替えします
　　　　　　　　　　　　　　　　　　　　　　定価は表紙に表示してあります